Bruno Fricker

Psychofonie

Höre den großen Gesang
in Dir

SPECTRALAB.CH

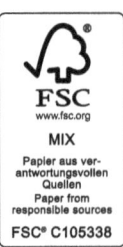

Bibliografische Information der Deutschen Nationalbibliothek
Die Deutsche Nationalbibliothek verzeichnet diese Publikation
in der Deutschen Nationalbibliografie; detaillierte bibliografische
Daten sind im Internet über http://dnb.dnb.de abrufbar.

© 2020 Bruno Fricker, dipl. Physiker ETH Brunnenmoosstr. 7, 8802
Kilchberg/Zürich, Schweiz
Tel. +41 (0)44 715 54 27
bruno.fricker@spectralab.ch
www.psychofonie.ch

Herstellung und Verlag: BoD Books on Demand, D-Norderstedt

ISBN 978-3-7519-1687-5

Inhaltsverzeichnis

Ich lebe mein Leben in wachsenden Ringen,
die sich über die Dinge ziehn.
Ich werde den letzten vielleicht nicht vollbringen,
aber versuchen will ich ihn.

Ich kreise um Gott, um den uralten Turm,
und ich kreise jahrtausendelang;
und ich weiß noch nicht: bin ich ein Falke, ein Sturm
oder ein großer Gesang.   *Rainer Maria Rilke*

Was die Medikation nicht vermag, kann − es erscheint wie eine Gnade der Natur −
die Musik erreichen ... Beide Patienten haben deutlich von der Norm abweichende
EEGs, die sowohl stuporöse (verlangsamte) als auch konvulsive (erregte, krampfartige)
Züge aufweisen. Auf eine wunderbar zu beobachtende Weise jedoch werden ihre EEGs
und ihre klinischen Zustände völlig normal, wenn sie musizieren oder Musik hören ...
Diese Normalisierung des EEGs findet sogar bei nur mentalem Abspielen der Musik
statt ... man brauchte beispielsweise nur Opus 49 zu sagen, und sofort änderte sich ihr
EEG, während die f-moll Fantasie vor ihrem inneren Ohr ertönte.   Oliver Sacks[1]

Einleitung

Wer für die Verbreitung der Psychofonie intensiv gearbeitet hat, sieht die Menschen und ihre Beschwerden in einem anderen Licht. Nicht ohne Zweifel begannen wir im Herbst 1995 Psychofonie-Tonbänder aus dem Elektroenzephalogramm (EEG) der ersten Klienten herzustellen. Es war zuweilen wie im Märchen «Des Kaisers neue Kleider». Wir wähnten wirkkräftige Heilklänge herzustellen. Oder war es nur wirkungslose Kakofonie? Lauthals sprach dies Wort eine junge Assistenzärztin aus, im Beisein ihres Chefs. Handelte sie wie das kleine Kind in Andersens Märchen, welches die Volksmenge überzeugte, dass der Kaiser gar keine Kleider trug? «Er hat ja gar nichts an!», sagte das lautere Kind seinem Vater, nachdem es genau hingeschaut hatte, im Widerspruch zu den offiziellen Verlautbarungen, ohne Hintergedanken. Die junge Ärztin aber äußerte es vor ihrem Chef aus Berechnung, um Punkte für sich zu buchen und um uns der Lächerlichkeit preiszugeben.

Sie hatte sich nicht die Mühe gemacht, genau hinzusehen, was wir tun, und sie hatte Psychofonie auch nicht selbst ausprobiert. Und also schloss sie messerscharf, *dass nicht sein kann, was nicht sein darf.* Es passte nicht in ihr Koordinatensystem. Dazu hatte sie die damalige Lehrmeinung der Schulneurologie auf ihrer Seite. Seit Hans Berger[2], der erste gründliche Erforscher der Hirnwellen, vergeblich nach konkreten Inhalten gesucht hatte, glaubt man, es sei nichts Spezifisches im EEG. Berger, der akribische Psychiater, hatte gehofft, bei Schizophrenen Hinweise auf Wahnvorstellungen im EEG zu finden. Doch die Wahnvorstellungen prägten sich im EEG überhaupt nicht aus. Die EEG-Wellen bei Psychosen waren in seinen Protokollen enttäuschend normal.

Heute gibt es Literatur und Kongresse über EEG-Befunde, die man ausschließlich über den Computer erhoben hat, über Aspekte und Feinheiten, die im EEG als auf das Papier gekritzelte Linie niemals abgelesen werden können. Trotzdem fährt die Neurologie fort, das EEG zu unterschätzen, weil sie es noch kaum unternommen hat, sich dem EEG mit Analysesoftware zu nähern. Doch es hatte schon bei Berger viele Jahre gedauert, bis die Schulmedizin seine Resultate anerkannte und diagnostisch nutzte. Untersuchungen kognitiver Leistungen etwa mit der Kohärenzfunktion wurden erst in den 80er-Jahren wieder aufgenommen.[3] In der neueren Zeit häufen sich interessante Entwicklungen in der Anwendung des quantitativen EEGs.[4] Es werden sogar spezielle Tagungen über Hirnwellen in der Musik veranstaltet.[5] Keine messtechnische Größe ist der Dynamik der zentralen Verarbeitungs- und Steuerungsprozesse näher als das EEG. Ein weiterer Vorteil: Ein weniger invasives Messverfahren als das EEG gibt es nicht. Kam mit der Jahrhundertwende auch die Wende in der Geringschätzung des therapeutischen Potenzials des Elektroenzephalogramms durch einseitig ausgebildete Ärzte? Zwei Erfahrungen haben geholfen, die Startschwierigkeiten mit unserer Psychofonie zu überwinden:

a) Die glaubwürdigen Zeugnisse von vielen Nutzerinnen und Nutzern der Psychofonie. Sie berichteten über phänomenale Erfolge.
b) Die wachsenden Einsichten über die Zusammenhänge zwischen Hirnfunktionen und Wahrnehmungen, genährt durch die Lektüre einschlägiger Fachliteratur und durch Gespräche mit Spezialisten an unsere Symposien.

Die tiefere Beschäftigung mit diesem Thema gleicht einer Kletterpartie im bizarren, nebelverhangenen und sturmumtosten Grenzgebirge zwischen

Körper und Psyche. Da tun sich weglose Abgründe auf, zuweilen auch Panoramen. Und man weiß nie, wo man die Grenze überschreitet. Von den Stürmen können die Tinnitus-Geplagten erzählen, denn in ihren Köpfen braust, pfeift und hämmert es ohne Unterlass. Von den Nebeln berichten die klassischen Migränikerinnen,[6] denn ihnen erscheint die Welt oft wie durch Nebelfetzen, die vorüberziehen, oder eigenartig verzerrt wie durch ein bizarres Kaleidoskop. Dann gibt es die rasenden primären Kopfschmerzen bis zur Bewusstlosigkeit, oder die Auren in den Schluchten der Eingeweide mit ihrer bis zum Erbrechen führenden Übelkeit. Doch manche Betroffene erfahren wie zum Trost auch das Wunder glasklarer Bewusstseinshelligkeit, oft bald nach dem Absturz in das vegetative Chaos. Wer sich mit einer neuen Therapie in dieses Gelände wagt, kann keinen Führer beanspruchen. Die Medizin ist ratlos, denn sie findet nichts, keine organische Erkrankung, doch das Leiden ist oft unerträglicher als bei schwerer körperlicher Krankheit. Auch die Psychologen finden nichts. Es gibt kaum einen Anhalt, dass diese Störungen und die damit verbundene Angst durch psychische Konflikte verursacht sind, es sei denn, die Kranken haben ihr Leiden so fest in ihre Lebensführung eingebaut, dass ihnen etwas fehlt, wenn man sie davon befreit. Zur Vorbereitung und Begleitung unserer Expedition dienen so unterschiedliche Fächer wie Neurologie, Elektroenzephalografie, Neurofeedback, Anatomie namentlich des Gehörorgans, Psychologie, Akustik, Musik, Elektronik, Informatik, Kybernetik, Chaostheorie und die Mathematik der neuronalen Netze und last, not least der digitalen Signalverarbeitung. Angesichts einer solchen Interdisziplinarität können wir viele Bezüge nur durch Literaturverweise andeuten. Die Tour führte uns geradewegs ins Zentrum der psychosomatischen Grundfrage, zum Problem der Natur des Bewusstseins. Denn Stress wird erst recht stressig, wenn wir uns seiner bewusst werden. Schmerzen sind kein Problem, wenn wir sie nicht bemerken. Emotionen wie Angst oder Panik belasten uns nur, wenn die dadurch ausgelösten Gefühle beginnen, unseren Geist zu beherrschen.

Ist die Frage nach dem Wesen des Bewusstseins letztlich zu einer philosophisch-religiösen Schicksalsfrage der Menschheit geworden? Das Dilemma, am Primat der Psyche festhalten zu wollen und gleichzeitig die materialistischen Resultate der Hirnwissenschaften anerkennen zu müssen, ist für den nach Wahrheit suchenden Menschen unerträglich. In der modernen Neurowissenschaft wird die Psyche langsam aber sicher abgeschafft. Dem Selbstbild eines durchschnittlichen Westmenschen wird damit der Boden entzogen. Glücklicherweise sind aber die eigenen Gefühle und Gedanken, Wahrnehmungen und Ideen gewisser als jedes Amen in der Wissenschaft.[7]

In einem Vortrag machte ich die Probe aufs Exempel: Ich klatschte ohne Vorwarnung laut in die Hände und fragte das Publikum, wer glaube, dass der das Klatschen verursachende Willensimpuls ausschließlich das Resultat neuronaler Berechnungen sei, möge die Hand erheben. Es zeigte sich, dass dieses an der Psychofonie interessierte Publikum fast ohne Ausnahme dazu neigt, von einem rein psychischen, freien Willensakt auszugehen. Mag sein, dass die hier Befragten sich des Dilemmas noch nicht bewusst waren. In der Wissenschaft[8] jedenfalls ist das Verhältnis umgekehrt: Die mit einem immateriellen Selbst argumentierenden Forscher gehören zu einer kleinen Minderheit. Die Mehrheit behauptet, ohne den steuernden Geist auszukommen und das Gewissen an einem nicht mehr fernen Tag durch systemimmanente Mechanismen erklären zu können – Schuldschein-materialismus! Der Beliebigkeit von Bewusstseinsinhalten wird damit Tür und Tor geöffnet. Der Philosoph Thomas Metzinger[9] bringt es mit einer provozierenden Frage auf den Punkt: *Welches Bewusstsein hätten Sie denn gern?* Das Bewusstsein wird in einer ungeahnten Weise formbar und beliebig. Fragt sich nur, wer oder was die Kontrolle ausübt. Die Gefahr eines beispiellosen ethischen Zerfalls zeichnet sich ab. – Oder geschieht womöglich das Gegenteil, wenn sich die Menschheit durch die Aufklärung der Naturwissenschaft von den allein selig machenden Religionen und ihren Kriegen emanzipiert? Auch die Ärzteschaft ist in zwei Lager gespalten, was, wie wir noch sehen werden, die Spaltung zwischen Schulmedizin und Komplementärmedizin erklärt. In der Regel sind Ärzte, die sich um beide Aspekte – Psychologie und Physiologie – kümmern, Anwender der Psychofonie geworden.

An dieser Stelle soll einem möglichen Missverständnis vorgebeugt werden: Weder die Psychofonie noch dieses Buch beinhalten irgendeine religiöse oder mentale Vereinnahmung. Wir begegnen dem Denken unserer Mitmenschen mit dem größten Respekt und verurteilen jede Form von Hirnwäsche. Wem würde es einfallen, jemandem die Kleidung oder den Haarschnitt vorzuschreiben? Wie viel mehr gilt es da Zurückhaltung zu üben, wo weltanschauliche oder spirituelle Überzeugungen ins Spiel kommen!

Leider ist dieser Anstand nicht in allen Heilverfahren selbstverständlich. Fragwürdig wird es zum Beispiel dann, wenn die kassenzulässige Schulmedizin – im Blick auf das offensichtliche Versagen einer medikamentösen Therapie – anfängt, hypnotische Übungen mit Denkschablonen zu praktizieren. Fachärzte finden sich bei Komplikationen unversehens in der Rolle von Psychotherapeuten, auf welche sie nicht vorbereitet sind. Gleichzeitig will man von den Erfolgen, die mit Biofeedback-Methoden[10] seit langem erzielt wurden, hierzulande noch nichts wissen. Diese im westlichen Denken seit langem verankerten Regulationstherapien, welche direkt auf das Vegetativum wirken, verschmäht man und wendet sich statt dessen scharenweise fernöstlichen Therapien zu, die weder wissenschaftlich begründbar sind noch in unsere Kultur passen.

In den komplexen Heilungsprozessen der oben erwähnten Erkrankungen spielt die Selbstorganisation des Zentralnervensystems eine überragende Rolle. Eigentlich geht es darum, die Begegnung des Patienten mit sich selbst zu ermöglichen, um es psychologisch auszudrücken, oder anders gesagt, die physiologische Seite beleuchtend, gewisse Zonen in zentralen Hirnbereichen so zu reizen, dass im Rahmen des genetisch fixierten Spielraums neue Signalpfade entstehen, oder anders gesagt neue Fließgleichgewichte etabliert werden. Einzelne Autoren[11] sprechen auch von Homöostase, wodurch funktionelle Krisen, wiederkehrende Schmerzen und Ähnliches gewissermaßen umschifft oder gar aufgelöst werden. Auf einer vegetativen, völlig unbewussten Seite ist «Re-Training»[12] angesagt. Damit wird mental überhaupt nichts manipuliert. Es wird ein für spontane Heilprozesse günstiges Vigilanzmilieu geschaffen, das durch Vernebelungen, Missempfindungen und Schmerzen weniger belastet ist. Psychofonie als ein rhythmisiertes Vigilanztraining hat mit mentaler Fixierung oder gar Ideologie nichts am Hut. Die Bedeutung dieser rhythmischen Vigilanzregulation wird insbesondere auch bei Schlafstörungen sichtbar.

Dieses Buch behandelt die zahlreichen Fragen in Übereinstimmung mit wissenschaftlichen Erkenntnissen. Es hält dort inne, wo die Weltanschauung beginnt. Es provoziert die Schulwissenschaft möglicherweise da, wo der überhandnehmende neurowissenschaftliche Physikalismus die Unmöglichkeit einer psychischen Verankerung des Hirns und damit von dessen Eigentümerin behauptet. Deshalb werden wir wissenschaftliche Sichtweisen bevorzugen, die den Riss zwischen alltäglichem Ich-Bewusstsein und dem Materialismus zu überwinden suchen. Man sollte von beiden Seiten her bohrend die Hoffnung auf einen

Durchstich nicht so schnell aufgeben. (Die Schuldscheinmaterialisten freilich behaupten, dass es das Unendliche[13] gar nicht gibt.) Wenn ein Patient mit Elektroden im Hirn und feinen Stromimpulsen gezielt zum lachen gereizt wird, behauptet, der Anblick der Neurophysiologen sei die Quelle seiner Heiterkeit, dann lässt sich daraus nicht generell schließen, das Bewusstsein sei bloße Begleitmusik. Das Bewusstsein hat, wie wir noch sehen werden, selbst eine komplexe Struktur. Letzten Endes ist Bewusstsein in seinem tiefsten Wesen Musik, was, wie dieses Buch zeigt, mehr als eine metaphorische Umschreibung ist.

Die Einsicht, dass sich derartige Fragen innerhalb des Dreiecks Medizin – Physik – Psychofonie in den Psychofonie-Kuren innigst berühren und dass eine fachübergreifende Darstellung für ein wissenschaftliches und klinisches Verständnis nötig ist, führte zum Wunsch, das Buch zu schreiben. Unsere nicht geringste Hoffnung ist, dass etwas von der Faszination, die uns bei der Beschäftigung mit der zerebralen Regularisierung durch Psychofonie tagtäglich begleitet, auf eine große Leserschaft überspringen möge.

Danksagung

Ein tief empfundenes Dankeschön gilt vor allem meiner Frau Ursula Fricker-Rüegger, die das Wagnis mit der Psychofonie von Anfang an befürwortete und bis zu ihrem Tod im November 2019 umsichtig und tatkräftig mittrug. Danken möchte ich ferner Dr. med. Klaus Tereh und Dr. med. Markus Fischer, denen ich viele Gedanken in diesem Buch verdanke, und allen anderen Psychofonie-Lizenznehmerinnen und Lizenznehmern in der Schweiz, die als solid ausgebildete, erfahrene medizinische Fachleute ihre Klientel mit Psychofonie versorgten. Soll man auch seinen unbarmherzigen Kritikern danken? Die heutige Zeit verlangt diesen Spagat. Das Buch dient auch einem Brücken bauenden Diskurs. Nur so kann sich ein gemeinsamer Code entwickeln, der für das ganze Gesundheitswesen gewinnbringend ist.

Bruno Fricker, Kilchberg bei Zürich, im Sommer 2020

1 *Die bioelektrischen Grundlagen des Erwachens*. In Oliver Sacks: <u>Awakenings</u>. Rowohlt Taschenbuch-Verlag, Reinbeck bei Hamburg, 1997. Originalausgabe 1973. Sacks hat als einer der ersten großen Neurologen die Bedeutung von Rhythmus und Musik in der zerebralen Organisation und bei Heilprozessen erkannt, bei seinen Patienten – und an sich selbst. Siehe auch O. Sacks: <u>Der Tag an dem meine Bein fortging</u>. Rowohlt Taschenbuch-Verlag, Reinbeck bei Hamburg, 1991.

2 Berger in Jena publizierte 1929 die Abhandlung *Über das Elektrenkephalogramm des Menschen*, nach 5jährigem Zögern. Er vertiefte die Erkenntnisse über das EEG noch während 9 Jahren mit einfachsten Mitteln und machte viele grundlegende Beobachtungen an Gesunden und Kranken.

3 H. Petsche, H. Pockberger, P. Rappelsberger: *EEG topography and mental performance*. In: F.H. Duffy (Ed.): <u>Topographic mapping of brain electrical activity</u>. Butterworth, Boston, 1986, p.63-98. Und Petsche, Pockberger, Rappelsberger: *Musikrezeption, EEG und musikalische Vorbildung*. Z EEG-EMG 16: 183-190, 1985.

4 Siehe D. Lehmann: *Brain electric states and microstates: towards the atoms of thought*. In: M. Rother and U. Zwiener (Eds.) <u>Quantitative EEG Analysis - Clinical Utility and New Methods</u>. Universitatsverlag Jena, Germany, 1993, p.170-178, sowie RD Pascual-Marquis EEG-Kohärenz-Mapping Methode, siehe www.uzh.ch/keyinst/loreta.htm und der deutschen funktionellen Quellenanalyse-Software bei www.besa.de von Michael Scherg.

5 Tsutomu Nakada (Ed.): <u>Integrated Human Brain Science: Theory, Method, Application (Music)</u>. Elsevier-Verlag, Amsterdam, 2000, 497 S.

6 Wir verwenden in diesem Buch abwechselnd beide Geschlechtsformen, um die leidigen Doppelnennungen zu umgehen; dabei können wir, wie im Fall der Migräne, teilweise mit berücksichtigen, welches Geschlecht davon mehr betroffen ist.

7 Colin McGinn: <u>Wie kommt der Geist in die Materie ? Das Rätsel des Bewusstseins</u>. C.H. Beck, München, 2001.

8 Dass solche Fragen wissenschaftlich salonfähig geworden sind, beweisen:
- Pim van Lommel et al.: *Near-death experience in survivors of cardiac arrest*. The Lancet, Vol 358, 2001, p.2039-2045. Die Studie untersucht Nahtodeserlebnisse, die unausweichlich belegen, dass es einen vom Körper unabhängigen Geist gibt, der sogar Sinneswahrnehmungen machen kann. Dem widerspricht eine Studie aus Genf, die mit elektrischen Hirnreizungen derartige «Out-of-body»-Erlebnisse provozieren kann:
- Olaf Blanke et al.: *Stimulating illusory own-body perceptions*. Nature, 419, 2002, p.269-270. Schärfer könnten die kontroversen Argumente nicht aufeinanderprallen.
Was im ersten Artikel positiv gewertet wird – die Autoren sprechen von nachhaltigen Persönlichkeitsveränderungen bzw. Reifungsprozessen nach Nahtodeserlebnissen – wird im zweiten Artikel als Störung in der Zentralintegration von Körperwahrnehmungen und Gleichgewichtssinn abgetan.

9 Metzinger im Tages-Anzeiger 18.10.1996; siehe auch www.philosophie.fb05.uni-mainz.de/arbeitsbereiche/theoretische/thmetzinger/

10 Hans Zeier: Biofeedback. Physiologische Grundlagen - Anwendungen in der Psychotherapie. 2. vollst. überarbeitete Aufl. Hans Huber Verlag Bern, 1997, 152 S.

11 Antonio R. Damasio: Ich fühle also bin ich. Die Entschlüsselung des Bewusstseins. List Verlag, München, 2000.

12 Zu verstehen im Sinne von
https://link.springer.com/chapter/10.1007/3-540-26948-7_29, www.tinnitus.org und
P.J. Jastreboff, W.C. Gray, S.L. Gold: *Neurophysiological approach to tinnitus patients.*
Am.J.Otology, 17, p.236-240, 1996.
Über das Hören im Alter:
https://drive.google.com/open?id=1zKoBmAtMms6J3M5FTm9Be7S7fySzcfeq

13 C.G. Jung (Zit.): Es ist, als ob der Individuationsprozess eine unendliche und stete Annäherung an ein fernes Ziel wäre, für den der Tod die letzte Grenze bedeutet. ... Wer nicht versteht und fühlt, dass man schon in diesem Leben an das Unendliche angeschlossen ist, hat das Leben vertan.

Chaos im Hirn – wie das Gehirn arbeitet

Das Gehirn zu beschreiben, ist eigentlich ganz unmöglich. Es ist, wie wenn ich Ihnen eine Großstadt erklären müsste. Dabei könnte man schon über eine Brücke ein Buch schreiben. Bei genauerem Hinsehen würde selbst ein Drahtseil an dieser Brücke Stoff für eine Abhandlung geben. Und so ist das auch im Hirn: Man kann den Blick hinwenden, wo man will, immer begegnen uns wunderbar komplexe Gebilde in einem unendlichen selbstähnlichen Regress, wie wenn Sie in einen Spiegel schauen, und hinter Ihnen hängt noch ein Spiegel, und Sie sehen Ihr Spiegelbild im Spiegelbild im Spiegelbild, usw. – Betrachten wir zunächst den Grundbaustein des Hirns, die *Nervenzelle.*

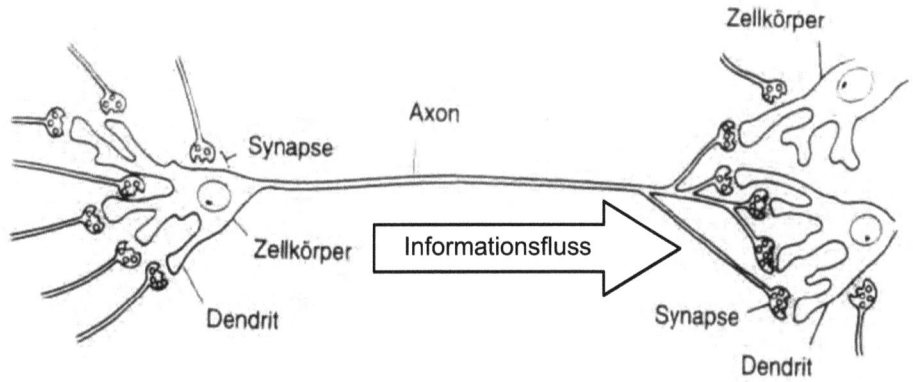

Abbildung 1 Nervenzelle (Neuron)

Sie besteht aus Dendriten, Zellkörper und Axon. Sie ist in der Lage, elektrische Impulse fortzuleiten, von den Dendriten zum Axon. Wenn Sie wissen wollen, warum dies möglich ist, gelangen Sie zu den Zellmembranen, die wie Isolatoren wirken, und zu dem Zellplasma, das wie ein Draht leitet. Sie gelangen zu den Ionenpumpen, welche wie kleine Batterien die Energie liefern, damit Nervenimpulse einen Meter oder mehr laufen und sich dabei nicht abschwächen. Am Ende jedes Axons aber stoppt die Leitung, obgleich in nächster Nähe eine Kontaktstelle eines andern Neurons den Impuls zum Überspringen einlädt. Dieser Ort, Synapse genannt, hat es in sich. Er verschafft der Impuls-Botschaft nur Einlass, wenn sich diese in chemische Transmitter-Moleküle verwandelt, die durch den Wasserspalt hinüberwandern.

Dies ist aber nicht ohne Weiteres möglich: Die Synapse ist ein überaus *kritisch eingestelltes*, vom Milieu abhängiges, lernfähiges Ventil. Die Aufklärung der Mikrostruktur der Synapse[1], die maßgeblich auch in der Schweiz geleistet wurde, war die große Leistung der Neurobiologie vor 50 Jahren. Einer Arbeitsgruppe in der Universität Genf gelang 2000 eine großartige Dokumentation[2] über das Sprießen und Rückbilden winziger Synapsenstrukturen. Dieses Werden und Vergehen der Synapsen ist die Grundlage der Lernfähigkeit von Neuronennetzwerken, der Konditionierungsvorgänge und des Langzeitgedächtnisses. Man hofft, über die Synapsenfunktion die Suchterkrankungen besser zu verstehen. Die Genfer Forscher sind hauptsächlich biochemisch orientiert.

Die *Neuropharmakologie* feierte auf solchen Grundlagen ihre großen Triumphe. Dank der chemischen Einflussnahme auf das Zellmilieu erhöht oder verringert sich die Leistungsfähigkeit der Synapsen. Man kann dadurch dämpfen oder anregen. Und weil es in verschiedenen Hirnbezirken ungleiche Transmitter-Substanzen[3] gibt, kann man bestimmte Hirnbezirke dämpfen oder anregen. Mit andern Worten, man kann die chemische Einflussnahme einigermaßen zielen. Genau da liegen die Grenzen der Therapie mit Neuropharmaka. Die Zielsicherheit ist nicht sehr gut, und es gibt erhebliche Nebenwirkungen, umso mehr als diese Medikamente über das Blut im ganzen Hirn aber auch anderswo im Körper verteilt werden. Um es im Bild der Großstadt auszudrücken: Den Bahnhofplatz zu sperren, indem Sie überall in der Stadt Barrieren errichten und so an andern Orten Chaos verursachen, ist keine effiziente Verkehrsregelung. –

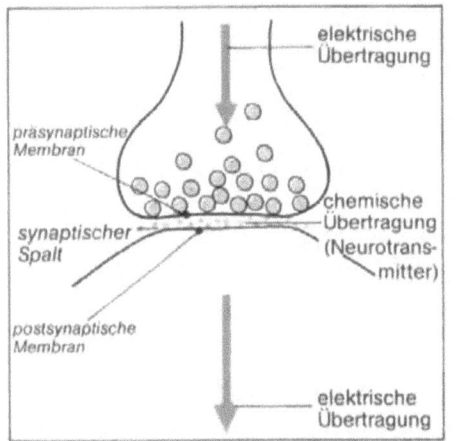
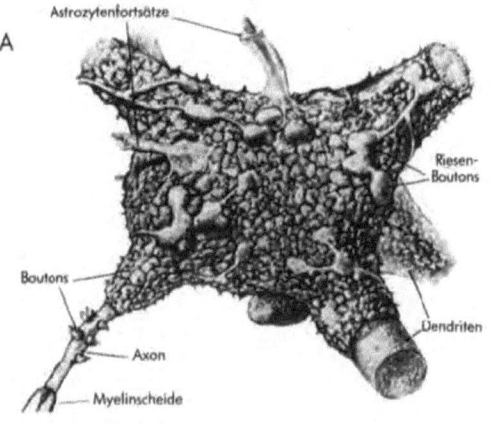

Abbildung 2 Links Schnittbild einer Synapse, Spalt 1/50000 mm. Rechts Zeichnung eines Zellkörpers, der von Synapsen übersät ist.

Beispiel: An der Entstehung der Migräne sind laut Sacks mindestens sieben Neurotransmitter[4] beteiligt. Alle lassen sich durch jeweils verschiedene Medikamente beeinflussen. Man hat deshalb versucht, mehrere Medikamente zu kombinieren. Die «Kunst» der Migränespezialisten bestand darin, für jeden Patienten die richtige Mischung herauszufinden. Die Patienten waren die leidtragenden Versuchskaninchen. Dass eine solche «irrwitzige Polypharmazie» nicht zum Ziel führt, hat man inzwischen allseitig erkannt.

Das Hirn zu verstehen, scheint auch deshalb unmöglich, weil es uns so *nah* ist. So nah, dass man sagen könnte: Wir sind das Gehirn – mein Hirn, das bin ich selbst. Mit dem Apparat, der denken und fühlen kann, kann ich aber das Denken und Fühlen, also das Bewusstsein, schlecht oder überhaupt nicht erklären. Das Denken müsste ja das Denken – sich selbst erklären. Die Philosophie hat dies gar als prinzipiell unmöglich erklärt. Etwas mehr Hoffnung geben die zahlreichen Entdeckungen, die explosionsartig in den letzten Jahren in der Hirnforschung gemacht wurden. Es ist die Frage, ob eine Vereinigung des gesamten Wissens der Neurobiologie und Neuropsychologie und all ihrer Hilfswissenschaften schon genügt, um etwa den sich selbst bewussten Geist zu verstehen.

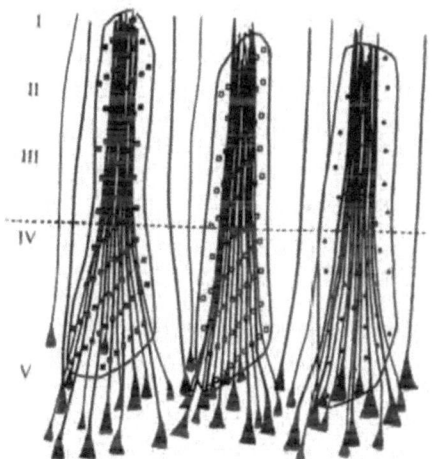

Abbildung 3 Drei (von 40 Mio.) Dendronen und ihre Psychonen (Apikal-Dendriten von Pyramidenzellen). Jedes Dendron umfasst 200 Neurone bzw. 100'000 Dornsynapsen. Der Kortex hat 10 Milliarden Neuronen.[5]

Um es mit einer Frage auf den Punkt zu bringen: Ist der *Geist identisch mit den neurobiologischen Vorgängen*? Oder hat er immaterielle Quellen, die sich der Naturwissenschaft für immer entziehen werden? Oder um einfacher zu fragen: Ist der Willensakt, eben jetzt in die Hände zu klatschen, primär ein

Impuls des Geistes oder ein körperlicher Entschluss eines nervlichen Willenszentrums? Stimmen wir einmal ab: Wer ist dafür, dass ein geistiges Ich den Entschluss fasst zu klatschen? – Und wer ist der Meinung, dass die Nerven aus sich selbst heraus das Klatschen auslösen? – Diese Frage ist, zumindest bei Menschen, die sich überhaupt Fragen stellen, sehr umstritten. Es zieht sich ein Riss durch die Gesellschaft. Er verhindert teilweise auch ein Zusammengehen von Schulmedizin und Komplementärmedizin. Letztere ist offener gegenüber geistigen und *spirituellen* Dimensionen. Ärzte waren früher die Häretiker in der kirchentreuen Gesellschaft. Denken Sie etwa an Paracelsus. Heute sind die Komplementärmediziner die Häretiker der Schulmedizin, weil sie wieder mit dem Geist rechnen. Dieser Riss zeigt sich in der Forschung als ein gähnender Abgrund, und es hat Nobelpreisträger auf beiden Seiten, die sich unbarmherzig bekämpfen.

Freilich sind in der Naturforschung die Materialisten übermächtig. Das Grüppchen der Andersgläubigen, etwa um Sir John Eccles, ist sehr klein aber hartnäckig, und es kämpft keineswegs auf verlorenem Posten. Die Neurobiologie ist nicht zuletzt durch diesen Kampf alles andere als langweilig. Sie ist eine Schlüsselwissenschaft. Unglaublich, dass ihr Studienobjekt in zwei Händen Platz hat. Dieses grauweiße schwabbelige Ding – das Gehirn – ist das komplizierteste Forschungsobjekt überhaupt. Unser Denkorgan ist ein Kosmos – und dieser Neuro-Kosmos ist der Urquell der Lebensfreude, das Zentrum Ihrer und meiner Identität und damit das größte Mysterium. Das Hirn ist aber auch Hauptwohnsitz aller Schmerzen und Leiden. – Warum?

Chaos und Selbstorganisation

Das Hirn ist ein Kosmos. Das stimmt wortwörtlich. Unsere Milchstraße ist etwa eine Billion Sterne schwer. Das Hirn hat 100 Milliarden ($\sim 10^{11}$) Nervenzellen und ungefähr tausend Billionen (10^{15}) Synapsen, denn jede Nervenzelle lässt bereits in der frühkindlichen Entwicklung tausend oder mehr Dendriten-Äste zu andern Nervenzellen sprießen.

Diese unvorstellbare Komplexität ist kaum erforscht. Die Nobelpreise sind bis ins Jahr 2000 nur für reduktionistische Spitzenleistungen vergeben worden, also für die Zergliederung zu immer kleineren Körperbausteinen. Ein Beispiel ist der Nobelpreis in Medizin von 1998 für Stickstoffmonoxid.

Das ist die Biologie von zwei einzigen Atomen. Es erweitert die Blutgefäße. Es hat dem Lifestyle-Medikament Viagra den (Irr-)Weg bereitet. Es mehren sich nun die Anzeichen für eine Umkehr der Blickrichtung. Die sogenannten systemischen Aspekte rücken in den Mittelpunkt, Zusammenhänge werden gefragt, man richtet den Blick vermehrt auf das Ganze. Während früher die immer feinere Spezialisierung[6] typisch war, gibt es heute mehr Institute und Fachgebiete auf interdisziplinärer Grundlage. Ein fachübergreifendes Gebiet in der Medizin ist die Schmerzmedizin. Dass etwa Psychologen und Neurologen begonnen haben, einander zuzuhören, ist ein großer Fortschritt. Der Blick auf das Ganze wird Trumpf.

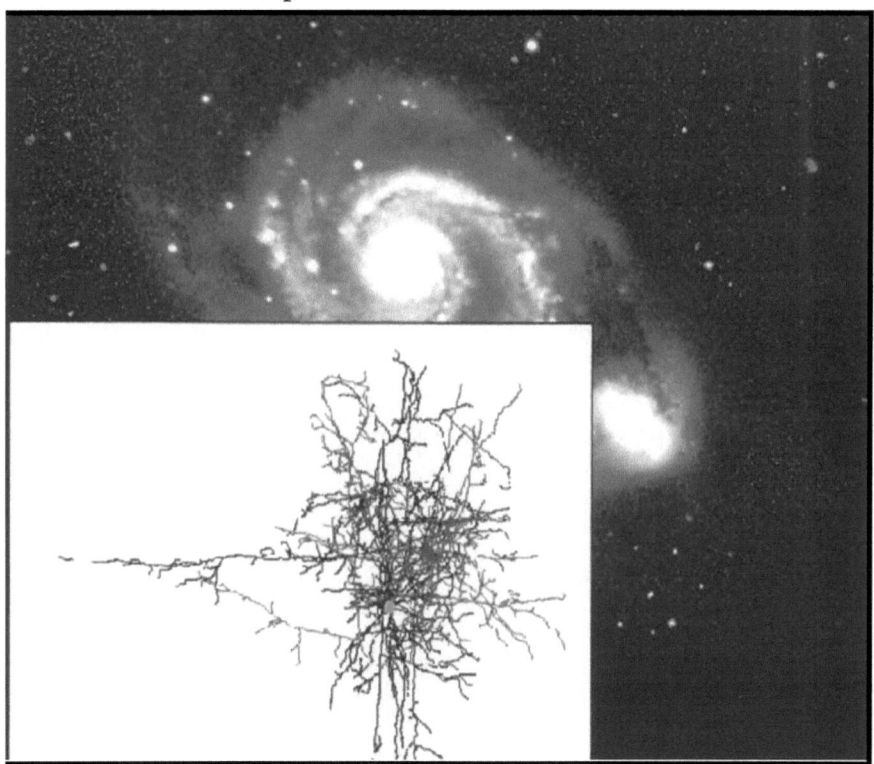

Abbildung 4 Nervenzellen sind wie Büsche von einem Zehntel Millimeter Durchmesser, die sich in einem chaotischen Dickicht kosmischer Größenordnungen durchdringen und im Hirn organisieren.

Ein interdisziplinäres Institut der Spitzenklasse ist das Santa Fe Institut in Neu Mexiko.[7] Dort wurden früher die Atombomben entwickelt. Nun ist es eine Forschungsstätte, die für das Verständnis der makroskopischen Hirnfunktionen von großer Bedeutung sein könnte. Es wurde untersucht, wie mächtige Netze mit Millionen von Nervenzellen funktionieren.[8] Das Grundmodell zum Verständnis dieser *sich selbst organisierenden kritischen Systeme* ist der Sandhaufen. Es ist typisch für die Physiker, dass sie sich für die Deutung der Natur von einfachsten Beobachtungen leiten lassen, die sie als spielende Kinder gemacht haben.

Was kann man am *Sandhaufen* beobachten? Wenn trockener Sand in der Mitte hinunter rieselt, entsteht ein Kegel mit einer bestimmten Steilheit. Wenn oben Sand dazukommt, wird der Haufen etwas steiler, aber es geht nicht lange, und eine Sandlawine fährt hinab und sorgt für Abflachung. Der Haufen wächst so gleichzeitig in die Höhe und in die Breite, und was von größter Bedeutung ist, die Wachstumsschübe sind *ruckartig*. Den Sandhaufen kann man nicht verstehen, wenn man ein einzelnes Sandkorn und seine Nachbarschaft untersucht. Offensichtlich ist der Sandberg ein komplexes System, der als vernetztes Ganzes betrachtet werden muss. Millionen gleichartiger Sandkörner geben Kräfte an ihre Nachbarkörner ab. Man kann die Kraftwirkungen als kleine Botschaften verstehen. Kein Korn weiß mehr über das Ganze, als es aus der engsten Umgebung erfährt.

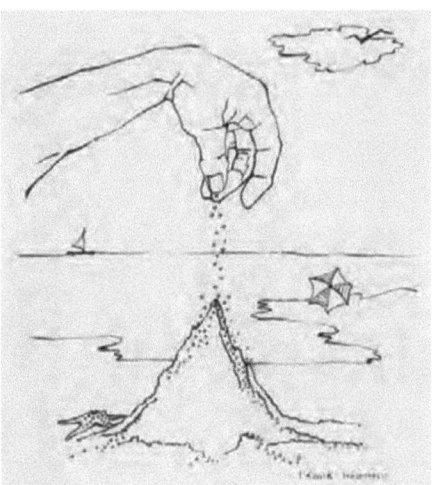

Abbildung 5 Der Sandhaufen erreicht seine kritische Steilheit.[9]

Der Sandhaufen als Ganzes jedoch zeigt ein Verhalten, das man aus der Untersuchung eines einzelnen Sandkorns nie erahnt hätte. Sandlawinen gehen ab, wenn eine kritische Steilheit erreicht ist. Dann aber genügt ein einziges zusätzliches Korn, um den Abgang großer Sandmengen an einer ganz anderen Stelle auszulösen. Der kritisch angehäufte Sand ist, so gesehen, ein komplex zusammenhängender Organismus, ein Netzwerk.

Ohne den Blick auf dieses Netzwerk versteht man gar nichts von seinem Verhalten. Wird der Sand feucht, verändern sich die Adhäsionskräfte zwischen den Körnern und der Haufen wird steiler. Denken sie nun an die Neuropharmaka: Sandkorn = Nervenzelle, Kräfte auf Nachbarn wirken = Synapsenstärken, Feuchtigkeit, die das Kräftespiel beeinflusst = Arzneimittel, das die Synapsenstärke beeinflusst. Einer größer werdenden Steilheit entspricht in diesem Modell ein wachsender Erregungszustand, bis es zur plötzlichen Entladung kommt. Ruckartige Entladungen kennt man etwa bei Anfällen wie Migräne oder Epilepsie, wo das fein ausbalancierte Muster der Erregungsimpulse, das für ein gut funktionierendes Hirn typisch ist, in bestimmten Hirnregionen zusammenbricht. Es geht in ein chaotisches Trommelfeuer über und verursacht vorübergehende Ausfälle, die wie bei den Sandlawinen häufig eng umschrieben sind oder – seltener – große Teile des Organismus in Mitleidenschaft ziehen. Es gibt Migräneanfälle, wo der Betroffene bewusstlos zusammenbricht. Und es gibt Angstattacken, wo die in Panik geratene Betroffene meint, sie sterbe auf der Stelle.

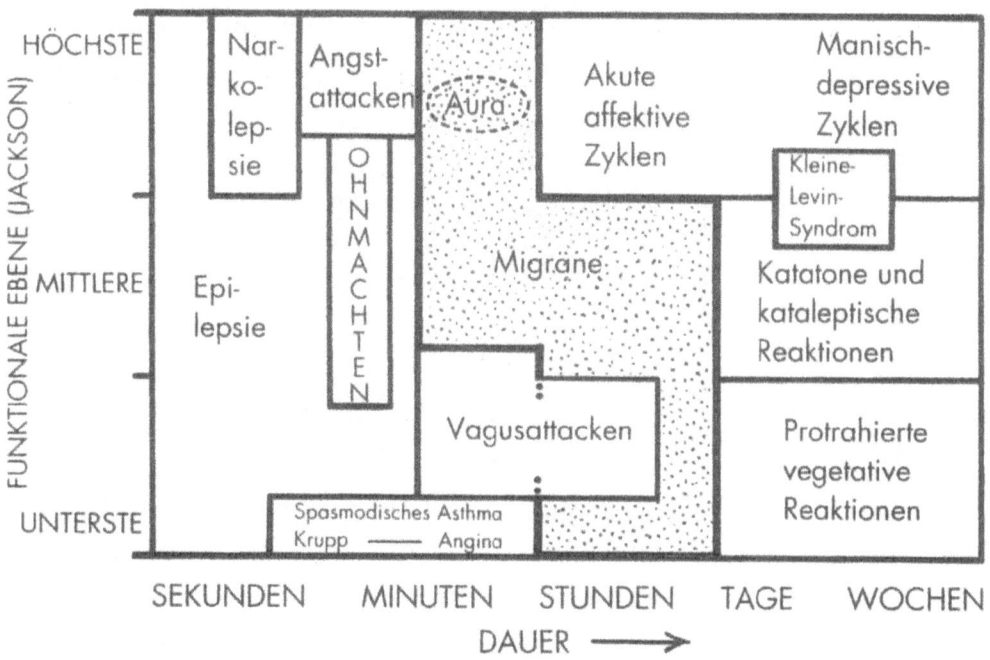

Abbildung 6 Anfallstypen hinsichtlich ihrer Zeitdauer und ihrer neuralen Verarbeitungsebene zwischen Hirnrinde und Rückenmark. [10]

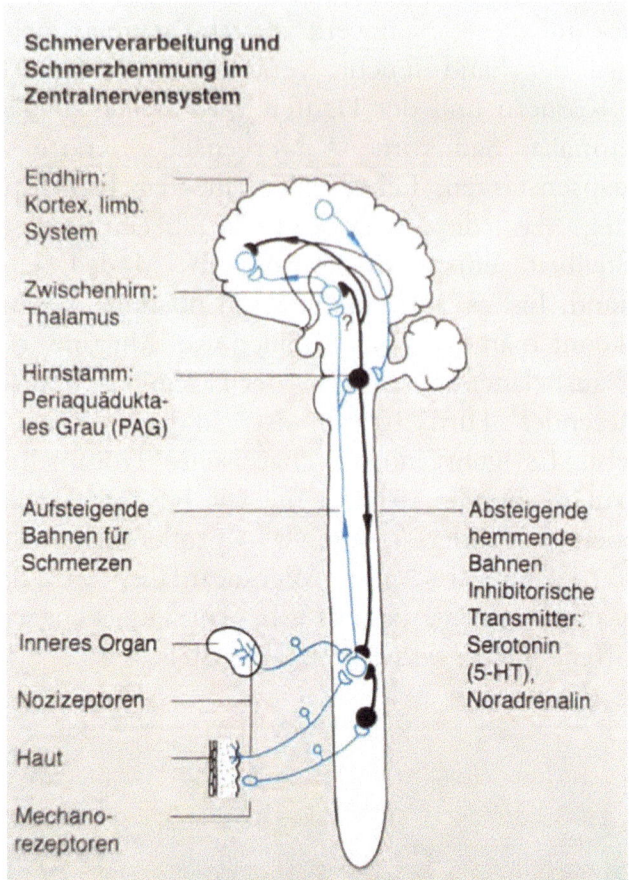

Abbildung 7 Schmerzverarbeitung und Schmerzhemmung im zentralen Nervenvensystem. Der Begriff der neuralen Verarbeitungsebenen ist in Bezug auf Schmerzimpulse dargestellt. [11]

Den kritischen Zustand überschreiten

Anfallsleiden kann man mit solchen Modellen erklären und – wie wir noch sehen werden – auch ursächlich behandeln. Modelle notabene, an welche die Neurologen per se eher nicht gedacht hätten. Man hört von den Neurologen oft, man könne die Migräne (noch) nicht verstehen, vor allem könne man nicht sagen, wann sie eintrete. Wann und wo genau eine Lawine abgeht, können die Forscher im Lawinenforschungsinstitut Weissfluhjoch auch nicht voraussagen, sie wissen aber, dass es sich nicht lohnt, es zu erforschen. Es ist ein chaotischer Zufallsprozess, der die weiße Arena auch im nächsten Winter wieder regieren wird. Es genügt, darauf hinzuweisen, in welchem Grade und an welchen Hanglagen man sich dem kritischen Zustand nähert. Und man kann dieses Verhalten der Natur im Computermodell vom Sandhaufen simulieren. Unter der Wirkung der am Sandhaufen studierbaren Gesetze organisiert sich die Landschaft selbst. Es bleibt Ihrer Fantasie überlassen, sich vorzustellen, dass auch Gebirge, Täler und Flussläufe, ja auch das Wettergeschehen oder die Ökonomie oder die Erdbeben, die Entwicklungsbiologie, die Politik oder die Verkehrslage solchen Gesetzen unterliegt. Keines dieser Fachgebiete war in der Lage, aus sich selbst heraus Modelle für die chaotisch-kritische Selbstorganisation ihrer Studienobjekte zu entwickeln. Nur der interdisziplinäre Austausch, wie er etwa am Santa Fe Institut gepflegt wird, brachte dies zustande.[12]

Migräne

Bleiben wir noch einen Moment bei der Migräne, dieser beliebten Modellkrankheit, die auch unserer Psychofonie als Studienkrankheit dienen musste. Sie ermöglicht erstaunliche Einsichten über das Hirn des Menschen. Der große Arzt und Forscher *Oliver Sacks* hat über tausend Migränepatienten verglichen: Migräne ist eine abnorme Nervenaktivität oder Reaktivität tief im Hirnstamm, schrieb er. Es treten massive langsame EEG-Potenziale auf, die ihren Ursprung im Hirnstamm haben und von da aus stromaufwärts zur Hirnrinde und stromabwärts in das schmerzmodulierende System im Rückenmark ausstrahlen. Man hat mit einer winzigen elektrischen Reizelektrode im Hirnstamm künstlich Migräne auslösen können, die sogar mit einem Migränemittel behandelt werden konnte. Die betroffenen Patienten hatten zuvor aber nie an Migräne gelitten, sondern an Kreuzschmerzen oder Gliederschmerzen. Zur Schmerzunterdrückung wurde ihnen deshalb eine Reizelektrode implantiert. Dies zeigt, dass die Migräne von punktuellen *Erregungsstörungen im Hirnstamm* ausgehen kann.

Migränegeneratoren im *periaquäduktalen Grau* wurden 1995 mit Pet-Scan gefunden.[13] Bisher sind in dieser Region des Hirnstammes im Wesentlichen nur Bahnen des antinozizeptiven Systems, wie in Abbildung 7 dargestellt, beschrieben worden. Seither ist erhärtet: Von dort geht die Migräne aus, dort wird sie orchestriert.

Die Hirnstammkerne feuern nicht nur nach oben in die Großhirnrinde, sondern auch hinab in die Schmerzschleusen im Rückenmark, die zu Beginn einer Migräne die Schmerzen hemmen. Dies schlägt im weiteren Verlauf dieses neuronalen Programms in das Gegenteil um, die Schleusen öffnen sich und überfluten den Kopf mit dem zuvor unterdrückten Schmerz.

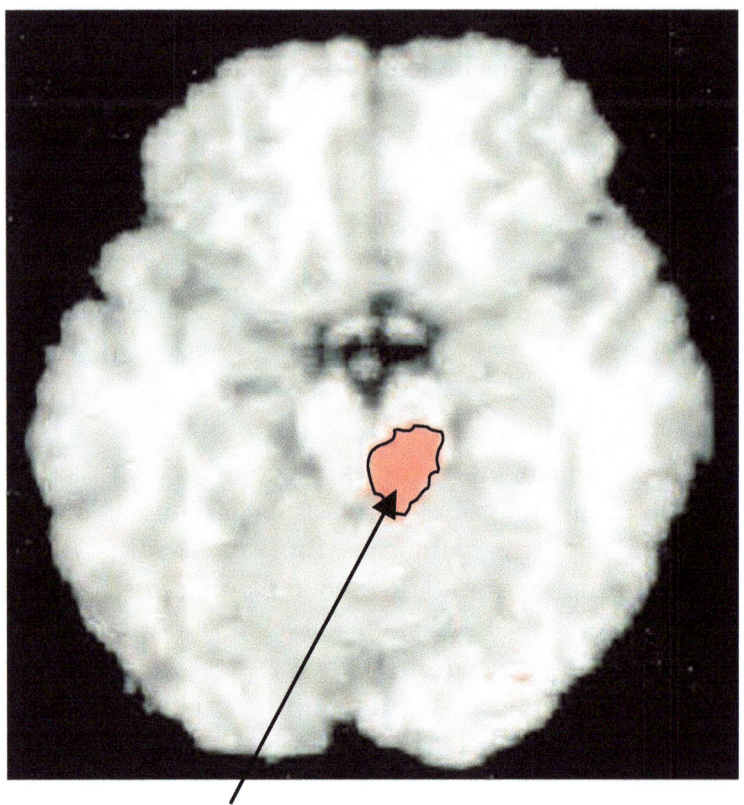

Abbildung 8 Der Migränegenerator im Hirnstamm ist nur in der Migräneattacke zu sehen, nicht jedoch im Intervall. Eine Dysfunktion in der Regulation dieser Hirnstammkerne beeinflusst die zentrale Schmerzkontrolle sowie die extra- und intrazerebrale vaskuläre Kontrolle und liefert somit eine Erklärung für viele der klinischen Facetten der Migräne. Die überragende Rolle des Hirnstammes in der Genese der Migräne wird weiterhin durch die Tatsache unterstrichen, dass Bindungsstellen für spezifische Migränemedikamente in dieser Struktur nachgewiesen worden sind. [14]

Einige Zeit vorher erleben die Patienten eine Phase emotionaler Erregung, eine *Aura* der Niedergeschlagenheit oder Hochstimmung, was darauf hinweist, dass auch höhere Zentren wie Hypothalamus und das limbische System im Zwischenhirn eine Rolle spielen. Das rundet dieses Krankheitsbild ab. Denn die in diesen inneren Bezirken des Hirns flackernden Erregungsstörungen erreichen zuerst den *Hypothalamus* (Schlaf-/Wachrhythmus) und die direkt damit verbundenen *vegetativen* Nervensysteme mit den endokrinen Organen und dem Immunsystem. Die Schmerzen und die durch das *limbische* System dirigierten emotional-affektiven Störungen, haben schlussendlich die subjektive Wahrnehmung völlig im Griff. Durch Gefäßreaktionen, vor allem in den Hirnhäuten, und wegen der damit verbundenen sterilen entzündlichen Prozesse in den Gefäßwänden dauern die Schmerzen häufig zwei bis drei Tage an.

Eine Zweckmäßigkeit der Migräne könnte man darin erkennen, dass auf diese Weise die durch Denken und Wahrnehmen überstrapazierte Hirnrinde des Patienten zu einer gewissen Ruhe kommt, da solche Patienten den Drang verspüren, sich in ein geräuscharmes, verdunkeltes Zimmer zurückzuziehen. In der klassischen Migräne wird die Hirnrinde überdies von den sogenannten Skotomen heimgesucht. Wenden wir uns nun dieser außergewöhnlichen Erscheinung zu, die, weil von der Migräne-Wissenschaft unverstanden, über 100 Jahre totgeschwiegen wurde.

Formenschöpfung in der Hirnrinde

Am besten bekannt sind die *Flimmerskotome*, die als zackige und mit etwa zehn Herz pulsierende Fortifikationen über das Sehfeld wandern und blinde Flecken hinterlassen. Diese Phantombilder sind eigentliche Abbilder der Organisation der Hirnrinde. Sie werden ausnahmsweise sichtbar, weil eine Erregungswelle, die mit zwei Millimeter pro Minute über die optische Hirnrinde wandert, die Nervenzellen anregt und abtastet. Es sind die Nervenzellen, die für Orientierungsmerkmale wie Richtungen, Kanten, Winkel, Raster zuständig sind. Auf diese Weise kann die funktionale Zellarchitektur auf einer Zwischenstufe der Bildverarbeitung, nämlich dort wo das Bild noch in Bestandteile zerlegt ist, schlaglichtartig sichtbar werden, um kurz danach von einem sich ausbreitenden blinden Flecken zugedeckt zu werden.

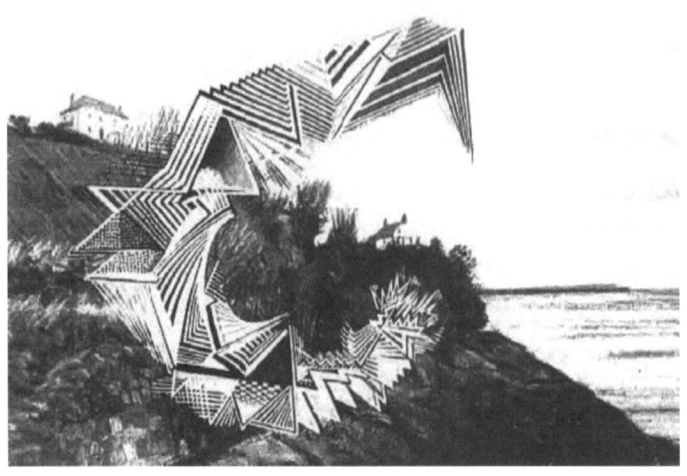

Abbildung 9 So kann sich das Blickfeld durch ein Migräneskotom verändern.[15]

Sacks gab sich damit noch nicht zufrieden, denn die Muster seiner Patienten waren extrem bizarr und manchmal sogar kunstvoll. Er simulierte deshalb künstliche neuronale Netze im Computer und fand Muster (unten), die der tatsächlichen *Migränehalluzination* weitest gehend entsprachen. Wahrscheinlich trifft beides zu, Abbildung der funktionalen Spezialisierung visueller Rindenareale und geometrische Selbstorganisation. Wesentlich ist, dass ein kritisch eingestelltes, von Information durchpulstes Netzwerk an der Grenze zu chaotischem Verhalten aufgrund innerer Gesetze spontane Muster produziert.

Abbildung 10 Computersimulation einer Musterbildung in einem neuronalen Netz. Die Ähnlichkeiten zu Migräneskotomen sind frappant.[16]

24

Ähnliches kann auch im Wettergeschehen beobachtet werden, besonders eindrücklich bei Tornados, wenn in der energetisch aufgeladenen Atmosphäre unter den Wolken plötzlich elefantöse Schläuche herabkommen. Spontane Muster gibt es ferner bei Seewellen oder in Flussbetten. Dies alles kann im Computer modelliert und simuliert werden.

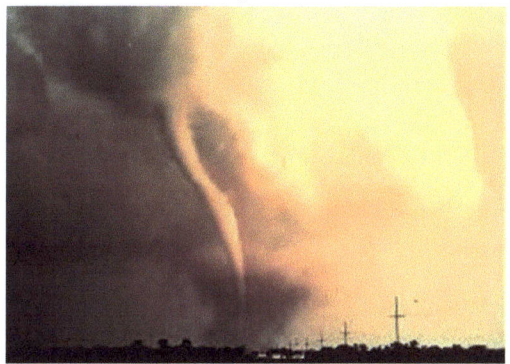

Abbildung 11 Tornado

Selbstorganisation entsteht, wenn sich das System einem kritischen inneren Erregungsmaximum nähert. Wenn es diesen Formen bildenden Punkt überschreitet, dann herrscht nur noch Chaos. Sacks schrieb: «*Es mehren sich die Anhaltspunkte dafür, dass chaotische und sich selbst organisierende Prozesse ganz normal in der Hirnrinde ablaufen und eine notwendige Voraussetzung für die Verarbeitung von Sinnesreizen und Sinneswahrnehmungen sind.*» Dies ist eine außerordentlich wichtige und grundlegende Feststellung. Man könnte sie auf die Hirnfunktionen im Allgemeinen ausdehnen.

Evolution der Hirnanatomie

Wir haben an der Migräne zwei Dinge gelernt: Das stets in Erregung befindliche Hirngewebe neigt zu Kippvorgängen, zu ruckartigen Ersetzungen eines Erregungsmusters durch ein anderes. In der Medizin spricht man von Anfällen. Das Hirn ist durchströmt von pulsierenden, fluktuierenden Erregungsprozessen, die wiederum nichts anderes sind als Kippvorgänge in zeitlicher Verdichtung. Diese Vorgänge funktionieren nur in einem kritischen inneren Erregungszustand, der im Modell des Sandhaufens der maximalen Steilheit beziehungsweise einem maximalen

Spannungszustand entspricht. Dieser wird im Modell durch dauernd nachrieselnde Sandkörner aufrecht erhalten. – Nun zu einem Dritten:

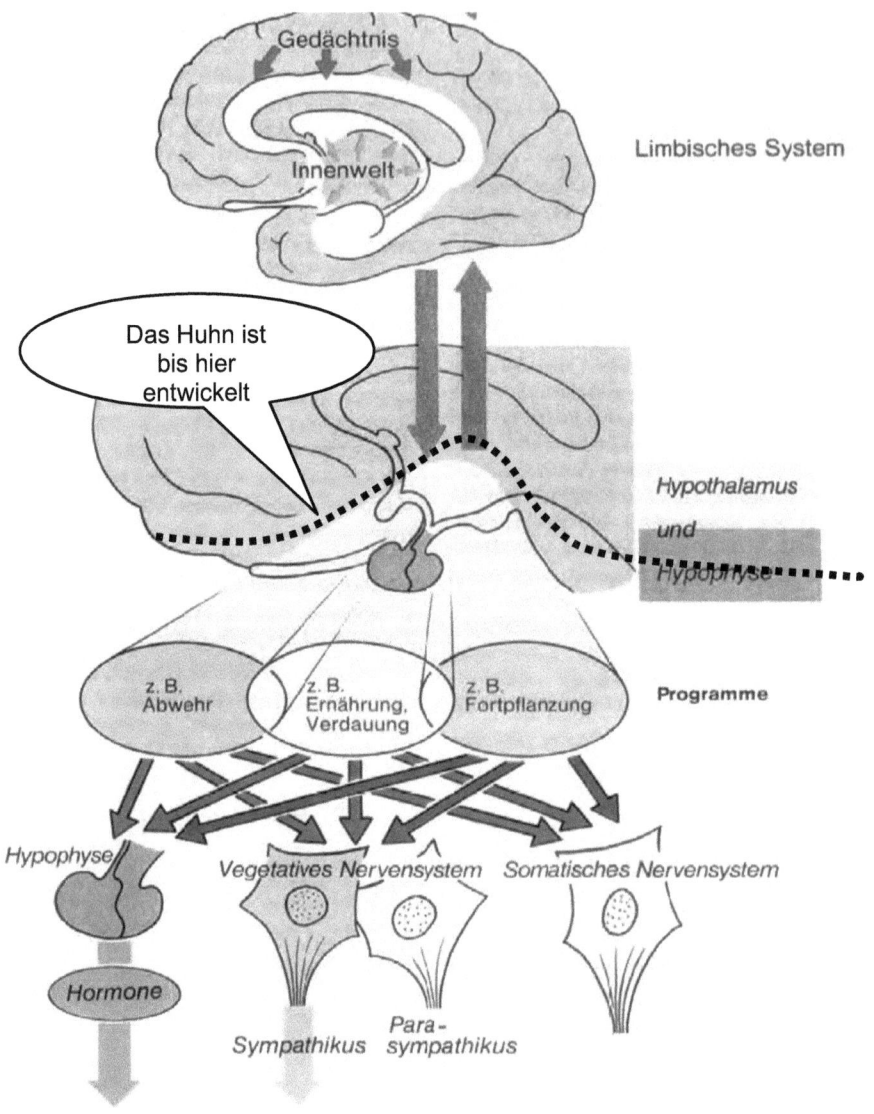

Abbildung 12 Der alte Hypothalamus birgt lebenswichtige Programme.[17]

Das Hirn ist nicht nur ein Klumpen Nervengewebe, es hat einen wunderbaren anatomischen Aufbau. Das Gehirn hat auch in seiner *stammesgeschichtlichen Entwicklung* ruckartige Sprünge gemacht. (Sogar die Evolution läuft sakkadisch.) Im Ur-Hirn war alles auf die Konzentration und Verfeinerung der zuströmenden Sinnesimpulse angelegt. Es gab noch kein Großhirn. Dieses Stadium ist etwa durch das Huhn erreicht. Das Huhn ist ein Zwischenhirnwesen.

Der Thalamus im Zwischenhirn ist das Endstadium der Reizverarbeitung. Das Huhn bemerkt gerade das, was es im Moment braucht, es macht sich darüber keine Gedanken. Eigentlich führt dieses Thalamuswesen ein glückliches, konfliktfreies Leben. Das Vegetativum, welches die lebenswichtigen Körpervorgänge reguliert, liegt noch eine Stufe tiefer in dieser pyramidenförmigen Reizverarbeitung. Das vom Hypothalamus, wie diese unter dem Thalamus liegende Formation heißt, kontrollierte *Vegetativum* ist eine uralte biologische Einrichtung zur Steuerung der lebenswichtigen Grundfunktionen wie Atmung, Puls, Blutdruck, Verdauung, Reflexe usw. All dies funktioniert noch völlig unbewusst. Man spricht deshalb auch vom autonomen Nervensystem.

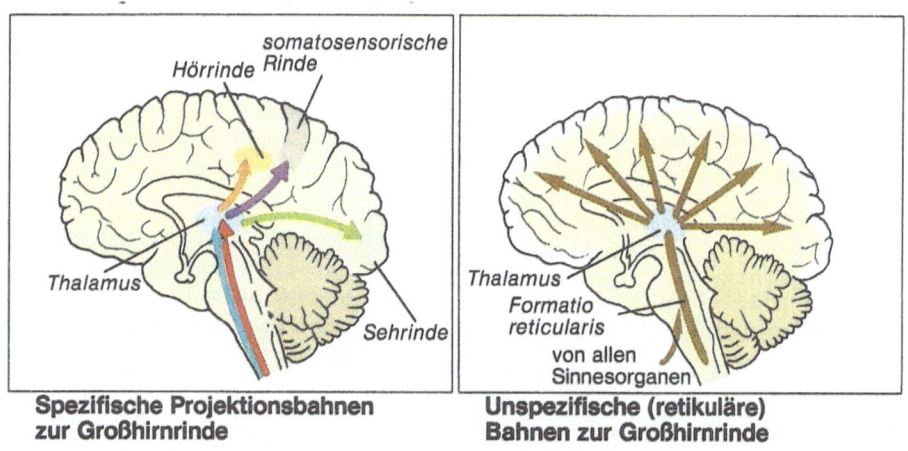

Abbildung 13 Die durch den Thalamus geschleusten Informationsströme und ihre fächerförmige Verteilung auf der Großhirnrinde [18]

Dann geschah in der Evolution etwas völlig Unvorhersehbares: Das *Großhirn* entwickelte sich, und zwar in relativ kurzer Zeit, in einem stammesgeschichtlichen Ruck sozusagen. Das Großhirn wölbte sich als ein gewaltiger Blumenkohl über den zwetschgengroßen Thalamus. Die Sinnesimpulse, die alle durch die enge Pforte des Thalamus hindurch müssen, fächern sich danach extrem auf. Um ein Stück Bewusstsein zu generieren, musste sich eine gewaltige Großhirnrinde entwickeln. Die Informationen aus der Umwelt sammeln und konzentrieren sich im Thalamus, um sich von dort als Abbild der Umwelt auf eine große, dünne, stark eingefurchte Rechenfläche, den Kortex, zu verteilen. Diese rätselhafte Auffächerung war zwingend, um den Menschen zu erschaffen. Man kann sich fragen, warum diese Ausstrahlung nötig war, was brachte sie für einen Überlebensvorteil, mehr noch, in was für eine Welt führt diese – man muss sie nur ansehen – kortikale «Antenne», wo sie doch hinter Knochen, Häuten und Flüssigkeit ein von der Umwelt so gut abgeschirmtes Dasein führt?[19] Dies ist ein noch völlig offenes Rätsel.

Das Sinfonieorchester im Kopf

Über unserem Vortrags-Zyklus an der Berner Universität stand «Sinfonie im Gehirn». Ich möchte Ihnen zeigen, dass dies nicht nur eine Metapher ist, sondern sehr konkret verstanden werden muss. Vor Jahren haben wir ein Symposium in Zürich veranstaltet. Da sagte der Referent, ein bekannter Neurochirurg,[20] wörtlich: *«Das Hirn ist kein Computer, es arbeitet wie ein Herz»*, das heißt rhythmisch. Das Wichtigste am Hirn sind die Hirnrhythmen. Ich staunte nicht schlecht, als er erklärte: *«Für jede Funktion, die aus dem Hirn herauskommt, seien es subjektive Wahrnehmungen, Gefühle, Schmerzen oder Gedanken, seien es Emotionen oder motorische Äußerungen, wird ein zugehöriger Rhythmus entsprechend eingestellt.»* Es ist nun sehr spannend, zu erkennen, dass diese Rhythmusmaschinerie oder eben das Sinfonieorchester genau dort sitzt, wo sich das Hirn weiterentwickelte vom Huhn zum Edelorgan des Menschen: Vom Thalamus zur Hirnrinde. Es entstanden Nervenzellen, die den Thalamus mit dem Kortex verbinden. Diese dienen zum einen dazu, die Hirnrinde zu aktivieren, in den bereits diskutierten kritischen Zustand zu versetzen, ohne den kein Spiel der Erregungsmuster möglich ist. Im obigen Bild 13 sind dies die unspezifischen Bahnen, die überall die Hirnrinde aktivieren. (Fächerartige Verteilung der retikulären Erregung).

Dann gibt es die *spezifischen Nervenbahnen*, welche ein Abbild der Sinnesinformationen sind, die von der Umwelt über die Sinnesorgane stromaufwärts pulsieren und die in der Hirnrinde ganz spezielle Erregungsmuster aufblitzen lassen. Stellen Sie sich die Hirnrinde ausgebreitet vor, sie hätte dann etwa die Ausdehnung einer Serviette. Vergrößern Sie diese Serviette nun zu einem Teppich in der Ausdehnung eines Tennisplatzes. Die Maschen des Teppichs entsprechen dann den

Funktionseinheiten, den oben erwähnten Dendronen. Die Fasern in diesen Maschen – es hat Hunderte oder Tausende in jeder Teppichmasche – entsprechen in dieser Auslegeordnung den Neuronen und ihren Dendritenbäumchen.

Nun kommt der Clou: Dieser Teppich ändert sein Muster gegen hundert Mal in der Sekunde. Das unspezifische, aber weckende Erregungsmuster kann man sich wie ein dichtes Ameisenlaufen vorstellen, eine feine statistische Kräuselung. Kommen spezifische Sinnesimpulse herauf, schalten einzelne größere Muster an und ab, unruhig wechselnd, und es gibt einen gegenseitigen Zusammenhang. Auch weit verstreut angeordnete Musterungen können *synchron* entstehen und vergehen. Sie können sich das als Lichter einer Millionenstadt vom Flugzeug aus vorstellen, die meisten funkeln unzusammenhängend, schalten zufällig an und ab. Diese Stadt ist immer wach. In ihr gibt es auch weit verstreute Leuchtmarken eines Flugfeldes, welche im Gegensatz zu allen andern Lichter synchron an und ab blinken. Das fällt sofort auf. Die im Takt spezifisch blinkenden Marken sieht der Pilot ohne Weiteres, er kann so den Landeplatz erkennen. Auf diese Weise bildet sich ein Gedankensplitter oder ein Gefühlston auf der Hirnrinde ab. Die Folge solcher Lichter oder Formen mit einem kurzen zeitlichen Zusammenhalt, dynamische synchrone Musterungen, entsprechen dem bewussten Wahrnehmen.

Das *Orchester*, welches alles dirigiert, sitzt im Thalamus. Zusammenfassend und ohne in die Details zu gehen, lässt sich sagen: Es gibt im Thalamus für alle Funktionen je eine Gruppe von Zellen, die sich mit einem Teil der Rinde verbindet. Dies trifft zu für motorische Signale, für alle Afferenzen wie Hören, Sehen, Riechen, Schmecken, die Qualia, für kognitive Funktionen wie Gedanken und Gefühle, Empfindungen des Körperinnern usw. Es besteht immer und für jedes Atom des Denkens diese Partnerschaft zwischen Thalamus und Rinde. Man könnte auch sagen, jeder Funktion ist im Thalamus ein Musikinstrument zugeordnet, das bis in die Hirnrinde hinauf tönt. Es ist ein gewaltiges Orchester. Diese vielen Instrumente lassen sich glücklicherweise nach einem einfachen Funktionsprinzip verstehen. Dieses ist schematisch im Bild 14 veranschaulicht. Es sind Resonatoren oder Schleifengebilde, die, wenn sie kritisch angeregt werden, in einem bestimmten Rhythmus feuern. Man nennt diese wichtigen Hirnstrukturen die *thalamo-kortikalen Schleifen*. Eine dieser Rückkoppelungen sei im Folgenden diskutiert.

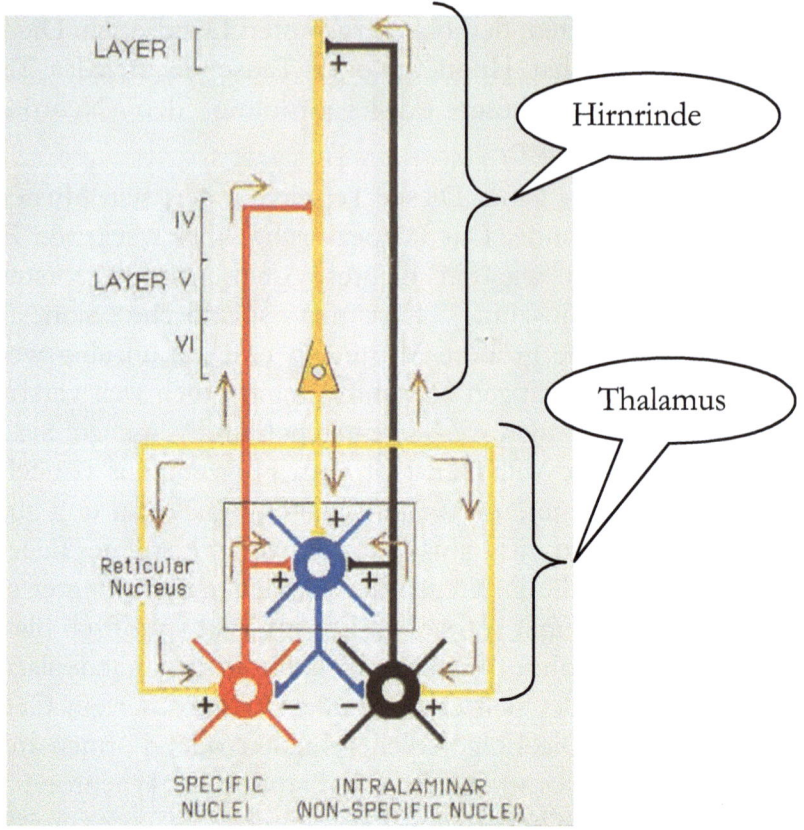

Abbildung 14 Thalamokortikale Schleifen[21]

Das Bild sieht ein wenig technisch aus, aber es ist sehr einfach und wichtig. Die beiden äußeren Zellen gehen vom Thalamus zur Rinde und machen dort eine Verbindung. Und die Rindenzellen projizieren Informationen zurück zum Thalamus. Das sind die *thalamo-kortiko-thalamische* Schleifen. Sie sind für das Hirn von größter Wichtigkeit. Sie sehen in der Mitte eine thalamische Zelle, die auf die linke und rechte Thalamuszelle zurück feuert und die durch den kortikalen Rückfluss moduliert ist. Man kann dies als Schwingkreis verstehen. Wir betonen nochmals, für jede Funktion gibt es ein solches Modul, für Motorik, aber gleich aussehend auch für Sensorik, für Gedanken usw. In einem solchen Modul gibt es zwei Teile: eine schwarze Zelle (rechts im Bild), die sich höher oben im Kortex Layer I verbindet. Sie bildet die gleiche Schleife wie die Zelle links im Bild, aber, was hier nicht gezeichnet ist, dieses schwarze Neuron feuert viel diffuser, viel weniger spezifisch auf die jeweilige Funktion bezogen. Damit besitzt jedes Modul, respektive jede Funktion, eine Seite, die topologisch genau und präzis organisiert ist. Sie macht die bestimmte Funktion. Und es gibt den zweiten Teil, der auch immer dabei ist, der macht nicht die Funktion, sondern erlaubt, die Funktion mit allen andern zu verbinden. Das erlaubt unserem Hirn, ständig eine globale Erfahrung von allem, was wir erleben, zu haben und nicht nur Sehen oder Motorik getrennt in Aktion zu halten. Man spricht im ersten Fall von der *Content-Schleife*, im zweiten Fall von der *Context-Schleife*. Letztere macht die Verbindung mit anderen Systemen, erstere macht die Funktion selber. Dies ist wiederum nichts anderes als die schon erwähnte Geschichte mit den spezifischen und unspezifischen stromaufwärts führenden Bahnen.

Diese Module verhalten sich in der Tat wie gute Orchestermusiker, die auf der einen (linken) Seite ihre Stimme präzis und unterscheidbar spielen, die auf der andern (rechten) Seite den Rhythmus und die Modulation des Gesamtorchesters nachvollziehen, um mit dem Ganzen zu verschmelzen. Von beiden Seiten oder Prinzipien beeinflusst ist die eigentliche Tonbildung, die in dem mittleren Neuron implementiert ist. Diese wichtigen Schleifengebilde sind die *Grundlage der EEG-Wellen,* die wir außen am Kopf messen können. Sie sind anscheinend auch die neuronale Basis des Bewusstseins.[22]

Behalten Sie das Bild 14 bitte gut in Erinnerung. Wir knüpfen in dem übernächsten Kapitel daran an, wenn wir erklären, was es mit dem EEG und der Psychofonie auf sich hat.

1 Funktionen der Synapse: Entscheidung über Weitergabe oder Abblocken von Erregung, Bahnung oder Hemmung des Signaltransportes, Speicherung von vorangegangener Erregung (Lernen), Wirkungsort für Hormone, Pharmaka, Gifte.

2 Publiziert in Nature Neuroscience im Juni 2000: www.addictionscience.unige.ch

3 Neurotransmitter sind Botenstoffe bzw. Überträgersubstanzen. Sie ermöglichen oder unterstützen eine Übertragung und/oder Weiterleitung nervöser Erregung im autonomen oder zentralen Nervensystem. Transmittersubstanzen bewirken eine Erregung (Depolarisation) oder Hemmung (Hyperpolarisation). Es gibt z.B. Acetylcholin (ACh), Adrenalin, Noradrenalin sowie biogene Amine (z.B. Dopamin, Serotonin). - Adrenalin insbesondere ist ein Hormon des Nebennierenmarks und aktiviert den Sympathikus. Adrenalin ist ein Gegenspieler des Insulins und erhöht den Blutzuckerspiegel. Es mobilisiert den Stoffwechsel in Gefahren- und Stresssituationen und stellt so den Körper auf eine aktive Bewältigung dieser Situationen ein, z.B. durch Steigerung der Durchblutung der Bewegungsmuskulatur und der Herzkranzgefäße sowie durch Steigerung der Leistung des Herzens selbst. Bei allen Arten von Aktivierung wird Adrenalin verstärkt produziert und lässt sich in Blut und Urin nachweisen. Eine Aktivierung lässt sich durch das Messen hirnelektrischer Wellen feststellen, aber auch an der Beschleunigung der Herztätigkeit, der Atemtätigkeit sowie an anderen körperlichen Vorgängen.

4 Noradrenalin, Azetylcholin, Dopamin, Histamin, GABA, Enkephalin, Serotonin.

5 John C. Eccles: Wie das Selbst sein Gehirn steuert. Piper, München, 1996, 281 S. Der Nobelpreisträger J.C. Eccles, argumentierte mit einem nichtstofflichen Geist und setzte sich damit enormer Kritik aus.

6 Zum Beispiel das Spezialgebiet Hochtemperatur Supraleitung allein beschäftigt 15'000 Physiker in aller Welt.

7 https://www.santafe.edu

8 Vgl. das Buch auf der Webseite des Santa Fe Institutes: Small Worlds: The Dynamics of Networks between Order and Randomness, by Duncan J. Watts. How do such networks matter? Simply put, local actions can have global consequences, and the relationship between local and global dynamics depends critically on the network structure.

9 Per Bak: How nature works. The science of self-organized criticality. Oxford University Press, 1997, 212 S.

10 Oliver Sacks: Migräne. Sachbuch 9963, Rowohlt Taschenbuch,1994

11 Zenz und Jurna (Hrsg.): Lehrbuch der Schmerztherapie. Grundlagen, Theorie und Praxis für Aus- und Weiterbildung. Wiss. Verlagsgesellschaft, Stuttgart, 1993, 580 S. Insbes. Kapitel 1: M. Zimmermann: *Physiologische Grundlage des Schmerzes und der Schmerztherapie.*

12 Per Bak 1997

13 C. Weiller C, A. May, V. Limmroth, M. Juptner, H. Kaube, R.V. Schayck, H.H. Coenen, H.C. Diener (Department of Neurology, University of Essen, Germany): *Brainstem activation in spontaneous human migraine attacks*. Nat Med , 1 (7), 1995, p.658-660. Evidence from animal experiments shows that the brainstem is involved in the pathophysiology of migraine. To investigate human migraine, we used positron emission tomography to examine the changes in regional cerebral blood flow as an index of neuronal activity in the human brain during spontaneous migraine attacks. During the attacks, increased blood flow was found in the cerebral hemispheres in cingulate, auditory and visual association cortices and in the brainstem. However, only the brainstem activation persisted after the injection of sumatriptan had induced complete relief from headache and phono- and photophobia. These findings support the idea that the pathogenesis of migraine is related to an imbalance in activity between brainstem nuclei regulating antinociception and vascular control.

14 Bild und Text aus der Uniklinik Regensburg

15 Oliver Sacks 1994

16 Oliver Sacks 1994

17 Silbernagl und Despopoulos: Taschenatlas der Physiologie. Thieme + DTV, 1979.

18 Silbernagl 1979

19 Diese spannende Frage behandelt ein Buch von John C. Eccles: Die Evolution des Gehirns – die Erschaffung des Selbst. Piper, München, 1999.

20 Professor Dr. Daniel Jeanmonod: *Hirnrhythmen in Gesundheit und Krankheit.* Vortrag an der Jahrestagung 2000 der Schweiz. Fördergesellschaft der Psychofonie. D. Jeanmonod war Neurochirurg an der Universität Zürich, am Zentrum für Neurowissenschaften. Vortragslink: https://drive.google.com/file/d/0BwmqxDOuIy9MnB5LXhMWHRTOG8/view?usp=sharing

21 Bild modifiziert von R. Llinas et al. 1999. Ein empfehlenswertes populäres Buch zu diesem Thema: Rodolfo R. Llinas: I of the Vortex: From Neurons to Self. The MIT Press, 2001, zu finden bei www.amazon.com.

22 R. Llinas et. al.: *The neuronal basis of consciousness*. Philosophical Transactions of the Royal Society of London, B, (1998), p.1841-1849

Zwischen Körper und Psyche

Das Vegetativum

Langjährige Erfahrung mit Psychofonie machte uns immer deutlicher, dass die Veränderungen, die wir durch unser Behandlungsverfahren auslösen, hauptsächlich vegetative Wirkungen sind. Wir zielen nicht ganz oben auf das Denkvermögen, auch nicht auf das Verhalten, wir zielen auch nicht direkt ganz unten auf den biochemisch-organischen Körper, sondern wir berühren den Menschen mit seinen Klangfolgen ganz unmittelbar in dem Bereich zwischen Körper und Geist, den wir das Vegetativum nennen. Was versteht die Biologie unter Vegetativum? Beispiel anhand der Schmerztypen:

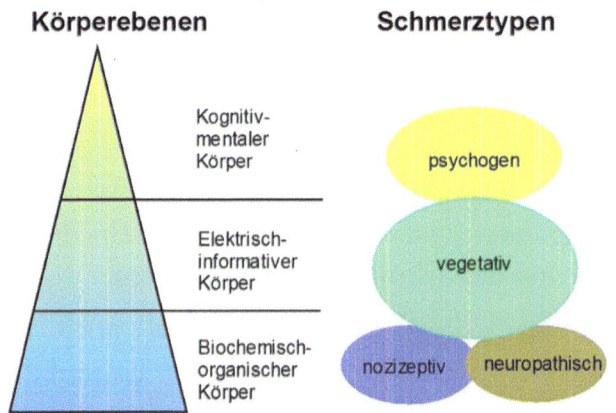

Abbildung 15 Schmerztypen und Körperebenen

Der Mensch erlebt sich selbst in seinen Gedanken und Empfindungen, vor allem in seinen Gefühlen, die wir zum großen Teil mit den Tieren teilen. In meinem Fall habe ich täglich persönlichen Kontakt mit einem Hund. Anderen mag eine Katze näher liegen. Eines der stärksten Gefühle ist der Schmerz. Wir alle kennen diese unangenehme Empfindung. Etwa als organischen Wundschmerz direkt nach einer mechanischen Verletzung der Haut oder als akutes Brennen einer Entzündung. Man spricht in diesen Fällen von einem nozizeptiven Schmerz. Es sind die Nozizeptoren (sensible Schmerz-Nervenfasern), die diesen Schmerz von der verletzten Stelle aufnehmen und über das Rückenmark – mehrfach umgeschaltet – zum Großhirn leiten, wo er bewusst wird.

Auf derselben Ebene entstehen die *neuropathischen Schmerzen,* jedoch sind hier die Schmerz-Nervenfasern selbst verletzt, sodass sie über kurz oder lang falsche Schmerzinformationen an das Gehirn senden. Es sind brennende, stechende, elektrisierende hochintensive Schmerzen, die selbst dann noch schmerzen, wenn die verletzende Ursache längst ausgeheilt ist. Schmerzmittel helfen nicht mehr. Ischias ist ein Beispiel, Phantomschmerz ein anderes, auch Trigeminus-Neuralgie gehört dazu – der wohl intensivste Schmerz überhaupt.

Gut bekannt sind auch die *psychogenen Schmerzen.* Sie haben ihre Ursache in der höchsten Körperebene, im kognitiv-mentalen Körper, den wir uns im Großhirn verteilt vorstellen müssen. Ein berühmtes Beispiel ist das Bauchweh vor einem Examen. Eine körperliche Ursache gibt es hier in der Regel nicht. Psychosoziale Konflikte am Arbeitsplatz, Mobbing in der Schule, Probleme in Partnerbeziehungen können Beschwerden flüchtiger Art erzeugen, die verschwinden, wenn die Zerwürfnisse im kognitiv-mentalen Bereich gelöst sind. Psychogene Einflüsse können auch Unpässlichkeit und Übelbefinden anderer Ursache über Gebühr verstärken. Daran erkennen wir, dass Schmerzen oft multifaktoriell begründet sind. Es gibt dann verschiedene Ursachen, die ineinander greifen und das Schmerzgefühl verstärken.

Eine vierte sehr verbreitete Schmerzart wird noch nicht allgemein anerkannt oder vielmehr nicht überall verstanden: Es sind dies die *vegetativen Schmerzen.* Dazu zählen wir Menstruationsschmerzen, Kopfschmerzen und Migräne, Angina Pectoris Brustschmerzen. Diese sind ausgelöst durch eine Durchblutungsstörung des Herzens. Chronische Magendarmschmerzen und die geheimnisvolle Algodystrophie, auch Morbus-Sudeck genannt, eine entgleiste Heilreaktion. Schulterarmschmerzen sowie Schmerzen in den Beinen, wie sie beim Restless Legs Syndrom auftreten, gehören dazu. Ihnen ist gemeinsam, dass eine Gedächtnisleistung für erlittene Verletzungen oder Entzündungen mit hineinspielt. Es handelt sich hier um ein pathologisches *Engramm,* das sich als Funktionsstörung des vegetativen Nervensystems auswirkt. Es sitzt nicht im Großhirn, sondern geistert in weiter unten liegenden Hirnregionen herum. Eine wirksame Behandlung muss dieses Engramm wiederholt zu löschen versuchen, sofern die primäre Schmerzauslösung abgeheilt ist.

Nun ist dieser vegetative Anteil bei fast allen Schmerzarten mit von der Partie, aber er wird zu wenig gewürdigt, deshalb verlaufen so viele Schmerzbehandlungen im Sand. Obgleich die Auslösung abgeheilt ist, spukt das Engramm der Schmerzen herum und zeigt sich wiederkehrend. Es ist schwer behandelbar. Es handelt sich eben nicht mehr um den strukturellen Schaden, sondern um Funktionsstörungen des vegetativen Steuerungsprogramms. Die Regulation gerät außer Rand und Band. Jede Verletzung oder Entzündung, jedes Trauma wird auf der «vegetativen Festplatte» gespeichert. Jede Gewebeschädigung hat eine vegetative Antwort mit Durchblutungsänderungen, Flüssigkeitszustrom, thermische Dysfunktion, Regulationsstörung der zugehörigen inneren Organe und Erhöhung des Muskeltonus, zur Folge. Über die Gefahr einer absoluten Überlastung des vegetativen Regulationssystems mit der dadurch ausgelösten Chronifizierung werde ich weiter unten eingehen.

Diese einleitenden Schmerz-Diskussion macht deutlich, wie enorm wichtig der Einbezug vegetativer Anteile bei der Abklärung und adäquaten Behandlung von Störungen, nicht nur der Schmerzen, ist. Das Versagen des Vegetativums ist gleichbedeutend mit Tod. Es wirkt beseelend auf den Organismus, das heißt es macht ihn lebendig. Für gewisse Autoren, nicht nur materialistische, ist das Vegetativum die Seele. Der Zürcher Professor Balthasar Staehelin, ein Vater der Psychosomatik und Meister der therapeutischen Meditation, schrieb gar vom «vegetativen Christus». Wenn die Sache einen solchen Stellenwert genießt, sei mit Walter Rudolf Hess biologisch erklärt, wie das Vegetativum physiologisch verstanden werden muss.

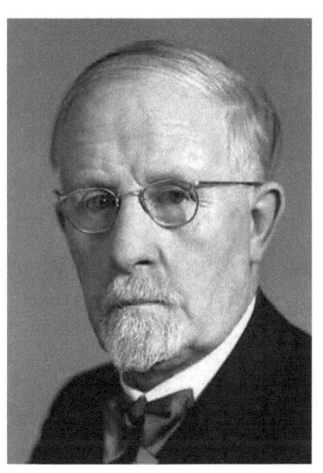

Abbildung 16:
Walter Rudolf Hess, geb. 1881 in Frauenfeld, gest. 1973 in Ascona
1917-1951 Direktor des Physiologischen Instituts der Universität Zürich
1948 Buch: Die funktionelle Organisation des vegetativen Nervensystems. Schwabe Verlag Basel, 1948, 226 S.
1949 Nobelpreis für Medizin für die Entdeckung der funktionellen Organisation des Zwischenhirns als Koordinator der Aktivitäten innerer Organe.

Der Mensch teilt mit dem Säugetier jede Menge lebenserhaltender Funktionen wie Herz, Kreislauf, Atmung, Verdauung, Wärmehaushalt, Energiezufuhr, Schlaf und Ausscheidung, und das Fortpflanzungsgeschäft, das bei Männchen und Weibchen unterschiedlich ausgelegt ist. Diese Lebensgrundlagen wurden am Tier seit Langem studiert und vor 70 Jahren von Walter Rudolf Hess, seinerzeit Professor für Physiologie an der Universität Zürich, in einem großartigen Buch zusammenfassend beschrieben. Es trägt den Titel «Die funktionelle Organisation des vegetativen Nervensystems». Hess hat so viele grundlegende Forschungsarbeiten zu diesem Thema selbst durchgeführt, dass er 1949 dafür mit dem Nobelpreis für Medizin geehrt wurde. Das vegetative Nervensystem reguliert unablässig die autonomen Körperfunktionen. Störungen in der extrem komplexen Balance aller Regelkreise, die hier zusammenspielen, sind für den Körper bedrohlich und werden vom Subjekt unangenehm empfunden. Autonom heißen diese Funktionen, weil sie größtenteils unbewusst, unwillkürlich vonstattengehen.

In seiner Nobelvorlesung kommt Hess gleich zu Beginn auf den entscheidenden Aspekt, wenn er sagt (aus dem Englischen übersetzt:

Es ist eine anerkannte Tatsache, die zurück in die früheste Stammesgeschichte reicht, dass nicht nur die Summe einer Menge isolierter Prozesse den lebendigen Organismus bilden, vielmehr ist dieser eine unteilbare Einheit, die aufgrund der Verwandtschaft der höheren und niederen Ebenen der Prozesssteuerung entsteht.

Hess stuft damit die Funktion höher ein als die Form; die Physiologie herrscht über die Anatomie und das Prinzip der funktionellen Selbstähnlichkeit lässt grüßen.

Immer wieder trifft man bei Hess auf eine geradezu leidenschaftliche Suche nach der *Leistung* als Ordnungsprinzip. Die Leistung gibt auf allen Ebenen des Individuums den Ton an, ihr haben sich alle einzelnen Regulationsvorgänge zu unterwerfen. Sie setzt sich nach gewissen Prinzipien durch. Auf die Leistung kommt es an. Sie werden gemerkt haben, dass Hess hier nicht die Arbeitsleistung meint, sondern das Unterwerfen unter den Lebenszweck des Tieres insgesamt. Alles hat sich letztlich danach zu richten, dass die Art sich erhalten kann und dass sie gedeiht. Eine solche Leistung ist zum Beispiel die erstaunliche auf zehntel Grade genaue *Stabilisierung der Körpertemperatur*.

Die Konstanthaltung der Körpertemperatur läuft – und dies ist typisch für eine vegetative Funktion – völlig *unbewusst* ab.

Es kommt alles darauf an, dass in das Milieu, in welches die Zellen eingebettet sind, Sauerstoff und Nahrung hineingebracht und die Abfallprodukte des Stoffwechsels weggeschafft werden. Der ganze ungeheuer komplizierte biochemische Apparat kann nur dann andauernd funktionieren, wenn die Körpertemperatur, also die Temperatur des Reaktionsmilieus, auf einer bestimmten Höhe gehalten wird. Was aber hat die Evolution im Einzelnen vorgesehen, um diese Klimaanlage in uns und in unseren Tieren ins Werk zu setzen? Gehen wir anhand einiger Beispielen dieser Frage nach.

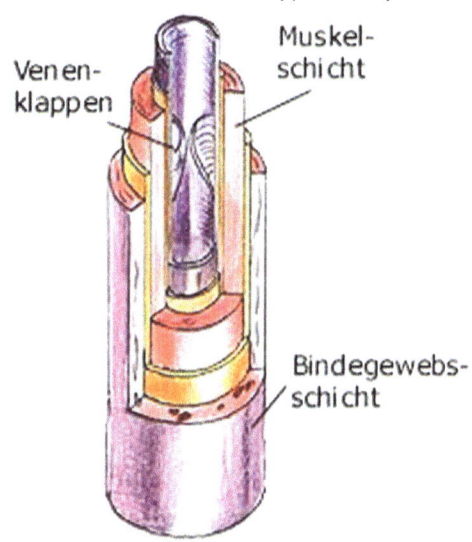

Die einzelnen Organe im Körperinnern setzen unter anderem auch thermische Energie frei, zum Beispiel durch Oxidation. Das führt zu einer erhöhten Innentemperatur. Der Körper bedient sich verschiedener Vorrichtungen, um die Prozesswärme mehr oder weniger gegen außen abfließen zu lassen, um damit die Binnentemperatur konstant zu halten. Nicht nur ein isoliertes Herz schlägt weiter, wenn es von einer Nährlösung künstlich durchströmt wird, dasselbe Verhalten zeigen auch die isolierten

Abbildung 17 Venenaufbau

Arterien- oder Venenpräparate. Sie pulsieren spontan in Abhängigkeit von Innendruck, Längsspannung und Temperatur, denn in ihren Wänden befinden sich autonome Muskelzellen, die durch ihren Tonus den Blutgefäßinnendruck in Schach halten. Das Prinzip von Spannung und Spannungsschwankung begegnet uns im isolierten Venenpräparat auf einer sehr niedrigen Stufe. Wir werden ihm auf höheren Funktionsebenen und in den höchsten Stufen der zerebralen Integration immer wieder begegnen. Damit reguliert das Gefäß seinen Querschnitt und sein Vermögen, mehr oder weniger Blut zu befördern. Es wird selber zur Pumpe, nämlich in Verbindung mit Venenklappen, die den Rückfluss des Blutes selbst gegen die Schwerkraft verhindern. Diese *Vasomotoren* haben in den Haargefäßen der Haut den Effekt, den Körper gegen Kälte abzuschirmen, indem die Durchblutung der Haut vermindert wird. Damit wird der Wärmeabfluss aus dem Körperinnern gegen außen wirksam gebremst. Eine weitere Einrichtung im Dienste der Regulierung der Körpertemperatur sind die *Schweißdrüsen*. Schweiß verdunstet rasch und fördert dadurch die Wärmeabfuhr gegen außen. Bei den Katzen gibt es solche an der Pfotenfläche, beim Menschen überall auf der Haut. Bei den kaum schwitzenden Tieren steht dafür der Haarpelz im Dienste der Temperaturregulierung. Je nach Anspannung kleiner Haarmuskeln wird mehr oder weniger Luft als Isolationsmittel im Pelz eingefangen. Die Tonisierung dieser *Piloerektoren* spielt eine wichtige Rolle bei der Aufrechterhaltung einer bestimmten Körpertemperatur unter wechselnden Außentemperaturen. Mein Hund kann ohne Weiteres bei Minustemperaturen spazieren gehen, ich aber muss einen dicken Mantel, eine Kappe und Handschuhe anziehen.

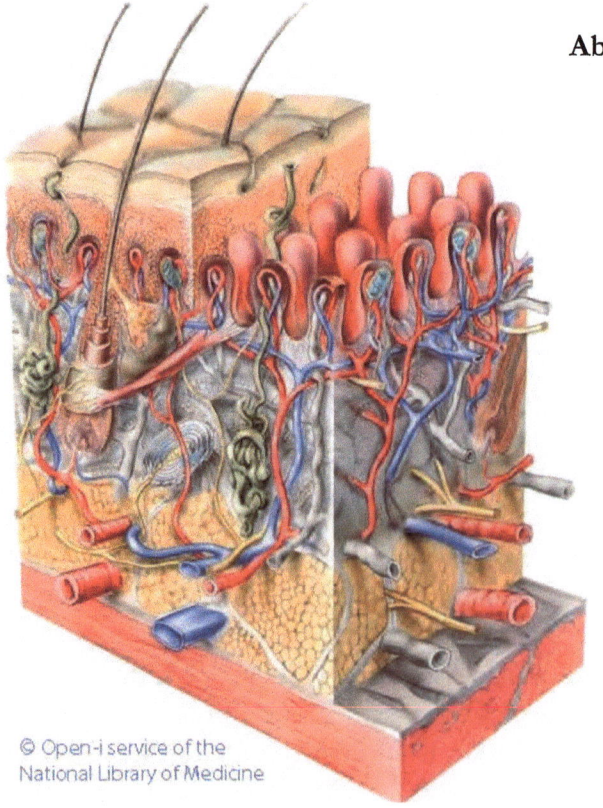

Abbildung 18 Aufbau der Haut

Von oben nach unten:
Oberhaut mit Hornschicht und Keimschicht

Lederhaut mit Schweissdrüse, Talgdrüse und Haarmuskel sowie feinsten Blutgefässen, Haarwurzeln

Unterhaut mit Fettgewebe, Arterien (rot), Venen (blau) und Lymphgefässen (weiss)

Bindegewebe

Einmal habe ich nur den Regenmantel angezogen. Das hat den Tonus der Piloerektoren, die es auch in meiner Haut gibt, derart erhöht, dass ich Gänsehaut bekam, was zu einer Eigenerwärmung der Haut führt. Als es noch kälter wurde, begann ich zu schlottern. Dieser ultimative Tremor der tiefer liegenden Skelett-Muskeln, die sonst dem Willen gehorchen, erfolgt durch das Vegetativum und kann willentlich nicht gestoppt werden. Hier haben wir das Prinzip, dass *das vegetative Nervensystem Einfluss auf das sogenannte animale System nehmen kann und es der Aufgabe Wärmeproduktion dienstbar macht*. In den Winter-Rekrutenschulen lässt man es nicht so weit kommen, sondern begegnet der drohenden Unterkühlung durch willkürliche, beziehungsweise kommandierte Muskelübungen. Dies ist ein Beispiel, wie der kognitiv-mentale Körper dem Vegetativum ganz bewusst, aber indirekt entgegenkommen kann, ein verhaltenssteuernder Regelkreis.

Sympathikus und Parasympathikus

Wie nun werden diese verschiedenen vegetativen Einrichtungen (Piloerektion, Schweißdrüsen, schlottern, Hautvasomotoren, Regulation der Oxidationsprozesse durch Nahrungszufuhr) sinngemäß koordiniert? Dazu muss man wissen, dass im vegetativen Nervensystem vor allem zwei gegensinnig wirkende Steuerungsachsen am Werk sind: *Sympathikus* und *Parasympathikus*. Bei Hess kann man lernen, dass die Erregung des Sympathikus den Abfluss der Körperwärme durch Piloerektion verzögert, die Haare stellen sich auf. Im gleichen Sinne bewirkt eine Sympathikusaktivierung eine Vasokonstriktion, das heißt, die Hautgefäße ziehen sich zusammen, die Haut wird blass und isoliert den Körper besser gegen außen, wodurch die Körperinnentemperatur steigt. Die Schweißdrüsen werden durch den Sympathikus auch gesteuert, aber mit umgekehrten Vorzeichen. Sie werden aktiv, wenn die Piloerektoren und der Vasokonstriktorentonus erschlaffen. Die Verdunstung von Schweiß wirkt dann kühlend. Für Hund und Katze mit nur wenigen *Schweißdrüsen* ist das Hacheln die bevorzugte Methode, um überschüssige Wärme abzuführen, was mit starker Verdunstung von dünnflüssigem Speichelwasser einhergeht. Die Vasodilatoren von Blutgefäßen im Mund und die dünnflüssige Speichelsekretion sind gesteuert vom Parasympathikus, der allgemein zuständig ist für Schutzfunktionen und insbesondere gegen die Überschreitung einer artspezifischen Temperaturschwelle. Einmal habe ich auf einem Rundgang mit meinem Hund auf frischem Schnee beobachtet, wie er plötzlich erregt wurde, weil unsere Spuren diejenige einer Hundespur kreuzten. Offensichtlich dienen die noch verbliebenen Schweißdrüsen an den Pfoten dieser Pelztiere kaum der Temperaturregulierung, sondern dem Zweck, nachhaltige Duftmarken zu setzen. Also fördern sie das soziale Netz der Hunde unter sich und damit den Fortbestand dieser Tiere. Der *Mehrfachnutzen vegetativer Funktionen* lässt sich auch bei der Piloerektion feststellen. Zur Selbstverteidigung und als emotionaler Ausdruck der Angriffslust verändert die Haaraufrichtung optisch das Erscheinungsbild, um dem Gegner zu imponieren. Temperaturregulierung ist dann eher nebensächlich. Die Synergie von Regelungsvorgängen und von organischen Einrichtungen lässt sich auf allen Körperebenen beobachten.

Höhere vegetative Zentren

Wenden wir uns den höheren Zentren zu. Das Vegetativum funktioniert zwar nach dem *Prinzip der Delegation auf die tiefstmögliche Stufe*, nämlich soweit es die Beteiligung der zur Koordination benötigten Afferenzen überhaupt gestattet. Dadurch wird das Überleben sichergestellt. Selbst wenn ein wichtiges Zentrum ausfallen sollte, kann die Funktion autonom auf einer tieferen Stufe noch sichergestellt werden. Dennoch haben sich die Tiere empor entwickelt. Im Laufe der Evolution kamen höhere Zentren dazu. Wo sind diese Zentren und wie steuern sie die Regulation?

Lassen Sie mich dies mit Hess, an dem etwas drastischen Beispiel Defäkation erklären. In einem Darm, der sich durch die pulsierende Eigenbewegung (Peristaltik) in der Verdauung füllt und füllt, werden Spannungsrezeptoren in der Rektalwand ansprechen. Diese aufsteigende Information wird bei einer kritischen Größe die Rektalmuskeln entspannen und den Kot ausstoßen. Ein bewusstloses Tier lässt fahren dahin, wann immer die kritische Schwelle erreicht ist. Die aufsteigende Information ist belanglos, weil im Koma niemand da ist, der sie interpretiert. Der Darm entleert sich selbst, ohne Aufpasser, nach dem Prinzip der Delegation auf die tiefstmögliche Stufe. Natürlich wird dieses arme Tier sofort gefressen, weil es ja weit herum stinkt und es die Raubtiere bemerken.

Sofern die höheren Zentren aber wach sind, können diese die Lage interpretieren und ihrerseits auf die Schließmuskeln, die teilweise der Willkürmotorik gehorchen, Befehle erteilen: Abwarten und verklemmen oder Darminhalt loslassen, ist hier die Frage. Bei meinem Hund konnte ich beobachten, dass die Zeitspanne dieser «Entscheidungsmöglichkeit» viele Stunden beträgt, er ist noch jung und elastisch.

Hess beschreibt sehr genau, was in einer Katze hierbei vorgeht. In erster Linie ist das in der untersten Wirbelsäule gelegene Sakralmark das lokale Zentrum, worin vegetative Fasern für die Ausstoßung des Darminhaltes im Sinne eines Kippvorgangs (langsamer Aufbau und schnelle Entladung) zuständig sind. Soweit ist dies ein rein reflektorisch gesteuerter Entleerungsakt. Dazu braucht das Tier kein Gehirn.

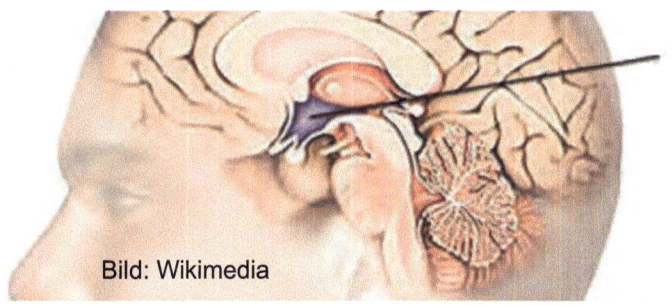

Hypothalamus

Bild: Wikimedia

Abbildung 19
Sitz des Hypthalamus
(blau)

Nun spielt aber auch der im Mittelzwischenhirn gelegene Hypothalamus (oben farbig) eine Rolle, der einerseits über die anstehende Dehnung des Enddarms orientiert wird und der andererseits für ein weit komplexeres Entleerungsritual sorgt. Dazu werden die Sinnesorgane und die Skelettmuskulatur im Sinne eines Drehbuches, beziehungsweise eines festen Programms autonom miteinbezogen. Die Katze knurrt, orientiert sich, ob der Platz sicher ist, denn im Moment ihres Geschäfts ist sie nicht fluchtfähig. Sie scharrt ein Loch, krümmt den Rücken und streckt den Schwanz, um schließlich den Inhalt abzusetzen, den sie alsdann wieder zudeckt. Das ist weit mehr als nur Kotabgang. Dieses Ritual ist aber nicht eingeübt, sondern eine (beim Menschen würde man sagen unbewusste) Triebhandlung. Bei unserem Hund ist Ähnliches zu beobachten: Nachts bevorzugt er ein Plätzchen unter einer Laterne (er ist dort sicherer); nach dem Geschäft erfolgt regelmäßig ein Scharr-Automatismus, den man nur schwer unterbrechen kann. Solche Programme sind vollständig unter der Kontrolle des Vegetativums, dessen Hauptquartier im Mittelzwischenhirn, insbesondere im Hypothalamus sitzt. Es ist dies ein Beispiel für das Prinzip der *Einflussnahme des vegetativen Systems auf die Somatomotorik.*

Ähnliches gilt für den Harnabgang. Im Mittelzwischenhirn können nebst Geruchs-, Gesichts- und Gehörsinn auch affektbetonte Erregungen miteinbezogen werden. Es wurde beobachtet, dass eine flüchtige Katze dem Verfolger oft kräftige Harnspritzer entgegenjagt. Das Sakralmark der Wirbelsäule allein wäre für derartige Raffinessen hoffnungslos überfordert.

Und wie verhält sich der Mensch bei diesem Geschäft? Er kann nicht nur fühlen, sondern auch denken. – Wir sind auf den richtigen Zeitpunkt und auf das «stille Örtchen» angewiesen. Wenn Sie ins Konzert gehen, werden Sie vor Beginn überlegen, ob der Darm und die Blase noch ihr Recht haben sollen, oder ob sie bis zur Pause warten können. Etwas anderes ist ultimativ ausgeschlossen oder es führt bei den hiesigen Verhältnissen zur sozialen Katastrophe. Physiologisch bedeutet dies eine Beteiligung des Großhirns zur Einleitung der vegetativen Ausscheidungsprozedur. Diese Beteiligung ist in der Erziehung erworben und sie läuft bewusst ab. Von der Sicherung adäquater Binnenbedingungen, dem Hauptzweck vegetativer Funktionen, ist diese Willenshandlung aber weit entfernt. Die Hirnrinde ist keineswegs für den Feinausbau vegetativer Regulationen zuständig. Das wird, wie ich es beim Tier gezeigt habe, nach unten ins Mittelzwischenhirn delegiert und reflektorisch nach unten in die in der Wirbelsäule geschützten Vertebralganglien und in weitere vegetative Ganglien im Körperinnern.

Stress und Trauma

Und dennoch sind wir hier an einer Stelle angelangt, wo wir genauer hinsehen müssen, was geschieht. Es stellt sich die Frage der gegenseitigen Bedingtheit hypothalamischer und kortikaler Leistungen oder wie die unbewusst vegetative und die bewusst kognitive Funktionssphäre zu einer stabilen individuellen Einheit verbunden werden. Wenn Sie Kinder erzogen haben, ist es Ihnen bewusst, dass dies gar nicht so selbstverständlich ist. Die erworbene Einheit ist im Jugendalter brüchig und durchläuft manche Krise. Hess schreibt, *es ist keine orientierende Sinnesfunktion, keine gestaltende motorische Tätigkeit, keine organisierende Zentrentätigkeit möglich, wenn sich nicht die Zellelemente der entsprechenden Organe ineinem adäquaten, durch das vegetative*

Funktionssystem gesicherten Milieu befinden. Deshalb ist es unsere Überzeugung, dass kognitive Funktionsstörungen und andere Auffälligkeiten, insbesondere im Schul- und Jugendalter, nicht ohne Berücksichtigung eines regulatorischen Gleichgewichts im Vegetativum behandelt werden können.

Dazu ein Beispiel: *Dyslexie*, Leseschwäche, eine kognitive Funktionsstörung. Es irritiert mich, wenn ich im Internet nachlese, worum es sich bei Dyslexie eigentlich handelt: Die Betroffenen fallen beim Lesen- und Schreibenlernen weit hinter ihre Altersgenossen zurück, obwohl sie über eine normale Intelligenz verfügen. Und dafür sei eine bestimmte Region auf Chromosom 6 mit einer Prädisposition für Dyslexie verantwortlich. Und dass Schumacher und Kollegen weitere zwingende Belege für die Rolle des DCDC2-Gens bei der Entwicklung einer Dyslexie fanden, usw.

Wir haben den Eindruck, dass hier die Forschung blind ist für die vermittelnde Rolle des Vegetativums als Einheit und Leistung stiftendes Fundament in jedem Menschen. Der richtige Umgang mit dem vegetativen Gleichgewicht, der sogenannten *Homöostase*, ist aber im Kindesalter und darüber hinaus keineswegs selbstverständlich. Und doch ist darin der Schlüssel zu guten Schulleistungen und für eine harmonische persönliche und soziale Entwicklung zu finden. Leider führte das Vegetativum nach Hess, also in den letzten 70 Jahren, weitgehend ein Schattendasein in der universitären Medizin. Es ist schwer zu erklären, wie es dazu kommen konnte. Die Anwendung vegetativer Therapien wird bis heute ausschließlich der Natur- und Alternativmedizin überlassen. Die klinische vegetative Forschung, für die Hess an der Universität Zürich so eindrückliche Grundlagen gelegt hat, wurde Außenseitern überlassen, die Mühe hatten, sich schulwissenschaftliche Geltung zu verschaffen.

Von einem solchen mehrfach kompetenten Internisten und Psychiater haben wir wichtige Einsichten in die Natur von Stresserkrankungen bekommen und Auskunft über ihre Behandlung erhalten. Wir haben ihm die Frage gestellt, was eigentlich die Integration einer Person bewirkt, oder vielmehr welche biologischen Ursachen für die Psyche gefährlich werden können? Wir zitieren im Folgenden einige Einsichten dieses erfahrenen, Psychofonie anwendenden Arztes.

Wichtig ist, dass es überwiegend um Prozesse geht, die die Regulation des vegetativen Nervensystems betreffen. Sie laufen dort ab, wo die ganze Stressreaktion gesteuert wird. Dabei scheint der *Amygdala* eine zentrale Rolle zuzufallen, indem sie Empfindungen mit einer Gefühlsnote versieht. Wenn die Empfindungen/Gefühle zu intensiv werden, wird das Funktionieren der Amygdala beeinträchtigt, und die Überleitung der Information zum *Hippocampus* wird gestört. Und damit kommt keine normale Erinnerungsbildung mehr zustande. Mit andern Worten, es findet keine normale Stressverarbeitung statt. Sobald das System überfordert ist, blockiert es.

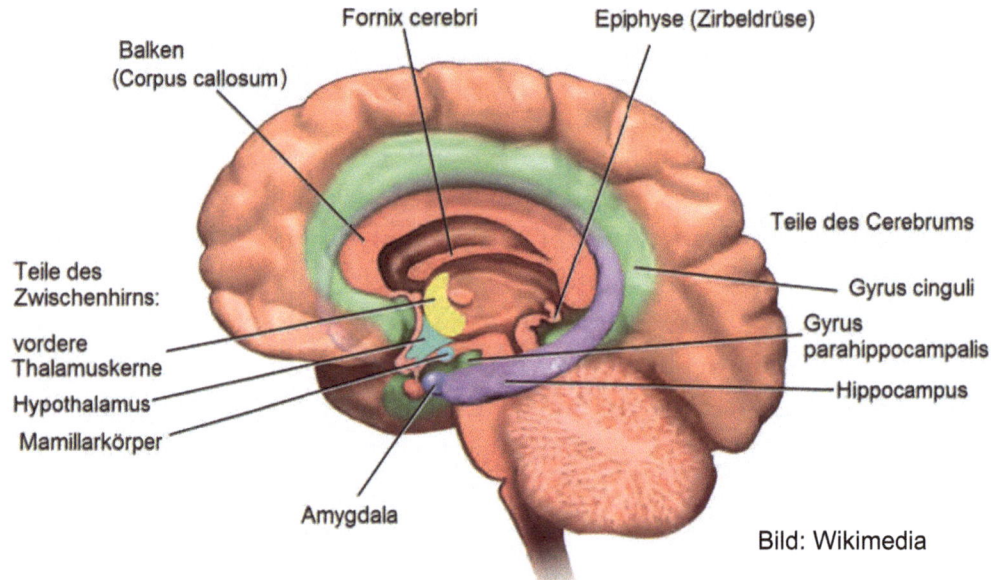

Abbildung 20 Limbisches System mit Amygdala und Hippocampus

Mit Psychofonie kann man, so die vielfachen Erfahrungen dieses Arztes, in diesem Bereich heilsamen Einfluss nehmen. Es geht um Hierarchien und um Organisationsebenen. Der Thalamus, der über dem Hypothalamus liegt, agiert als Zentrum des sensorischen Inputs. Er wird umfasst durch das *limbische System*. Die Hirnrinde, auch Kortex genannt, ist nochmals übergeordnet. Zwischen Thalamus und Kortex zirkulieren die Informationen in dichten Regelkreisen, wo Resonanzen eine zentrale Rolle spielen. Dieses grandiose Gebilde können wir als ein riesiges Orchester verstehen.

Ein Gedankenexperiment: Um deine Traumatisierung zu verstehen, können wir uns beispielsweise fragen, was passiert, wenn du an dem Ort vorbeifährst, wo du einen schweren Unfall hattest, und plötzlich fängt alles wieder an zu vibrieren, es kommen blitzartig Bilder, Geräusche und Körperempfindungen von damals hoch, die dich ultimativ beherrschen? Das sind Resonanzphänomene. Wie können wir diesen *Flash* verstehen und sogar im heilsamen Sinn beeinflussen?

Man kann das in einem Bild erklären: Es kommt uns vor, als würden mit den Neuropharmaka nur die Instrumente (die Neuronen) an sich gestimmt. Das ist eine zuweilen notwendige, aber längst nicht hinreichende Maßnahme. In einem großen Orchester – und um ein solches handelt es sich im thalamo-kortikalen System in der Tat – ist es noch wichtiger, das Zusammenspiel (die Resonanz) einzuüben, oder, wenn es nicht anders geht, einen Musiker zu entlassen, der chronisch falsch spielt, was in der funktionellen Neurochirurgie zuweilen gemacht wird. Die Psychofonie ermöglicht, Beschwerden in diesem Bereich sanfter zu lösen, nämlich durch üben, und nochmals üben. Das Spiel einüben, ist eine völlig andere Maßnahme als das pharmakologische «Stimmen» von Neuronenverbänden.

Im Flash blockieren Hindernisse den normalen Fluss des Bewusstseins. In das Bewusstsein dringen starke Emotionen, die einen ruhigen Gedankenfluss verunmöglichen. Ja, dass die zentrale Integration nicht mehr gut funktioniert, muss nicht unbedingt emotional begründet sein. Es kann auf einer tieferen *vegetativen* Stufe Gründe dafür geben.

Das konnte man studieren, als man unter Laborbedingungen solche Probanden starken Emotionen aussetzte und gleichzeitig ihre Hirnfunktionen mit PET-Scans sichtbar machte. Man fand, dass die Amygdala überschießend reagierte. Andere Hirnregionen reagierten gleichzeitig gar nicht mehr, z. B. das motorische Sprachzentrum, das bei einzelnen Patienten komplett *abstellte*, entsprechend dem Ausspruch: *Mir hat es die Sprache verschlagen.* Dadurch wurde bekannt, dass dies tatsächlich auf einer körperlichen Ebene so geschieht. Es kommt zu einem temporären Ausfall einer umschriebenen Hirnregion. Das ist nicht nur ein psychisches Phänomen. Es sind alte, unverarbeitete Ereignisse, die wie Fremdkörper in diesem System stecken, und – wenn diese durch Resonanzphänomene angeregt werden – beginnen, das Gesamtsystem zu stören. Sie verhindern den Fluss der Informationsverarbeitung, und damit sind sie einer natürlichen vegetativen Regulation abträglich. Dies ist unabhängig von der Art des Stresses, gleichgültig, ob der Stress angenehm oder unangenehm ist. Leute, die traumatisiert sind, vertragen auch angenehmen Stress nicht mehr. Sie dürfen sich nicht mehr verlieben, weil das zu viel Energie mobilisiert. Sie dürfen keinen Film mehr schauen, der sie im Herzen berührt, weil sie die Energie nicht verarbeiten können, die dabei mobilisiert wird.

Das Vegetativum ist an diesen Prozessen auf jeden Fall zentral mitbeteiligt. Mit dem Vegetativum kommt die Ebene des Körpers, das Körperempfinden ins Spiel. Es ist die wohl wichtigste Schaltstelle der Körper-Geist-Seele-Einheit. Es reguliert das menschliche Leben mit der existenziellen Aufgabe, das Überleben des Individuums zu gewährleisten. Das intakte Vegetativum ist außerdem eine notwendige Voraussetzung für geistig-seelische Leistungsfähigkeit.

Welche Bedeutung hat die *Stressverarbeitung* in diesem Konzept? Die Stressdiskussion ist ein anderer Aufhänger, um das Vegetativum zu verstehen, dessen Rolle sich im Stress verdeutlicht. Stressverarbeitung ist absolut zentral. Und die Menschen, die die erwähnten Symptome haben, die höchstwahrscheinlich traumatisiert sind, die haben eine tief liegende Störung ihrer Fähigkeit, Stress zu verarbeiten. Sie haben eine minimale Restkapazität, um Stress bewältigen zu können. Sie sind aber bereits bei geringem Stress überfordert. Sie haben eine geringe Widerstandskraft. Das therapeutische Hauptanliegen muss bei diesen Patienten darin bestehen, die Stressverarbeitungskapazität wieder zu erhöhen, zu normalisieren.

Man kann dies den Patienten mit einer Grafik (Bild 21 unten) erklären. Das Schema erklärt, wie Stressverarbeitung läuft, mit welchen drei Grundreflexen das System arbeitet. Mit dem Wachsamkeits-Orientierungsreflex (den wir bei der Defäkation der Katze schon angetroffen haben), dem Kampf-Fluchtreflex und mit dem sog. Freezereflex (Flash). Auf diese Weise kann man eine Stresskurve zeichnen. Das Homöostase-Niveau steht für den Ruhezustand, wo der Organismus nicht gefordert ist. Vertikal kann die Gesamtaktivierung des Vegetativums abgelesen werden, also die Summe von parasympathischer und sympathischer Aktivierung. Wie bei der oben erwähnten pulsierenden Ader hat auch das Vegetativum insgesamt nicht nur Schwankungen zwischen den beiden Polen, sondern es kann auch die Gesamterregung – sein Tonus – höher oder tiefer liegen.

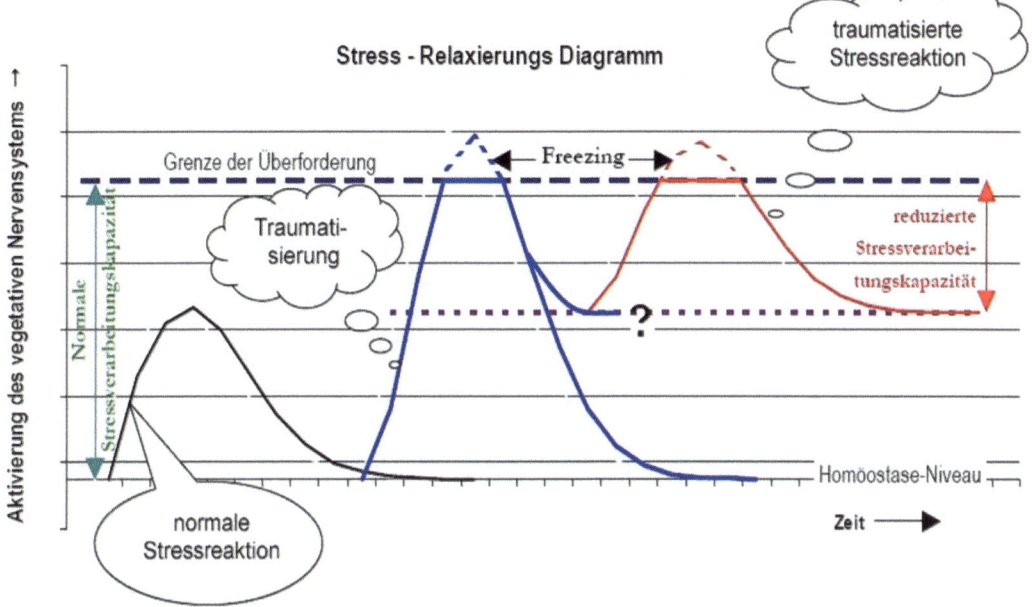

Abbildung 21 Diagramm der drei Arten von Stressverarbeitung

Wenn ein Reiz, ein Stressereignis erfolgt, dann muss der Organismus Energie mobilisieren, um mit diesem Stress umzugehen. Wenn er das erfolgreich macht, kann er die mobilisierte Energie wieder ablassen und in den Zustand der Homöostase zurückkehren. Wenn es nicht gelingt, mit dem Stress erfolgreich umzugehen, weil der Stress beispielsweise anhaltend ist, dann muss der Körper noch mehr Energie mobilisieren und kommt an die Grenze seiner *Stressbewältigungskapazität*, in einen Bereich, wo er in die Überforderung hineinkommt. Die gestrichelte Linie in der Grafik stellt diesen Übergang dar. Unterhalb liegt der Bereich erfolgreicher elastischer Stressbewältigung, über der Linie der Bereich, wo er überfordert ist. Im Bereich der Überforderung greift der Organismus auf sein letztes Mittel zurück, auf den Freezereflex, der auch Erstarrungs- oder Lähmungsreflex genannt wird. Salopp gesprochen, sagt sich der Organismus: Da Mobilisation von Energie und der Versuch zu kämpfen oder zu flüchten nicht geholfen haben, gehe ich jetzt in die Immobilisation.

Psychologisch spricht man auch von *Dissoziation*, dem Abspalten des Körpererlebens. Umgangssprachlich ist Totstellreflex ein geläufiger Ausdruck für diesen Zustand. Wenn der Stress vorüber ist, kann es geschehen, dass der Körper wieder aus dem Freeze-Zustand herausfindet und all die Energie, die mobilisiert worden ist, entlädt und das Stressereignis damit normal verarbeitet wird. Sehr häufig ist es jedoch so, dass der Organismus die mobilisierte Energie nicht völlig aus dem Körper herausbringt und folglich *auf einem erhöhten Energieniveau stecken bleibt*. Dann funktioniert er dauernd von diesem erhöhten Aktivierungsniveau aus. Das hat weitreichende Konsequenzen.

Der bedeutende Traumaforscher und Therapeut Peter A. Levine: <u>Sprache ohne Worte</u>, Kösel Verlag, 2011, 449 S., glaubt, dass dieser Moment der nicht vollständigen Entladung von stressbedingt mobilisierter Energie der Ausgangspunkt für die Traumatisierung des Organismus ist, so wie wir sie beispielsweise von Patienten mit einem Schleudertrauma kennen. Ein traumatisierter Organismus kann nicht mehr entspannen, nicht mehr in den *Homöostase-Zustand* zurückkehren. Er ist in einem Dauerzustand von Aktivierung auf dem Kampf-Fluchtniveau. Ein solcher Mensch ist in einem konstanten Bedrohungs- und Angstgefühl, reagiert auf die Welt, als ob alles gefährlich sei, reagiert deshalb übermäßig mit Angst, Wut, eventuell Aggression. Auf dem Diagramm sieht man (rot), dass dieser Organismus bereits bei geringem Stress in die Überforderung hineingerät. Er hat eine geringe Stressverarbeitungskapazität, wo ein gesunder Organismus dasselbe Ausmaß an Stress locker bewältigen kann.

Traumatisierte Patienten leben mit einer sehr kleinen Spanne von noch möglicher Stressverarbeitung. Und in der Regel wird diese Spanne über Jahre kontinuierlich noch kleiner. Sie müssen das Leben und Mitmenschen zunehmend meiden, leben in einem Körper, der zum Gefängnis wird, weil er das Leben nicht mehr toleriert. Die Psychofonie-Meditation mit Klangfolgen, die vom EEG hergeleitet sind, ist hier ein bewährter therapeutischer Zugang. Der Gehörsinn ist besonders wirksam unter den verschiedenen Sinnen, unter anderem, weil die erwähnten Hörübungen Rhythmus beinhalten. Das ist gleichbedeutend, wie etwas in Bewegung und in den Gleichtakt bringen. Dies ist ein wichtiges Anliegen der Körperpsychotherapie, zu bewegen, damit etwas Blockiertes in Bewegung kommt. Eine heilende Gegenbewegung zur traumatischen Erstarrung.

Wisse,
Deine Krankheiten und Deine Gesundheit,
Deine Traurigkeit und Deine Freuden –
sie alle kommen aus Deinem Gehirn.   *Hippokrates*

Psychofonie – musikalische Neurotherapie und die Datenmedizin

Zum besseren Verständnis sind drei Worte erklärungsbedürftig:

- *Psychofonie*

- *Neurotherapie*

- *Datenmedizin*

Nehmen wir die Datenmedizin vorweg. Dass wir im Informationszeitalter leben, ist eine Binsenwahrheit. Mit der weltweiten Einführung des Internet vor 30 Jahren – übrigens gab eine Studentenarbeit am CERN[1] in Genf dazu den Anstoß – ist dem hintersten Primarschüler das Wesen und die Bedeutung der Information klar geworden. Das Internet basiert auf dem Telefonnetz, und dieses war längst gebaut, als das Internet vor wenigen Jahren für alle benutzbar wurde.

Das Internet basiert auf einem Regelwerk über die Art und Weise, wie das Telefonnetz von Computern gebraucht werden kann, um Botschaften auszutauschen. So wie sich im Nervennetz eines Menschen, namentlich im Gehirn, Synapsen verstärken, wenn sie gebraucht werden, so kommen am Telefonnetz Computer hinzu, wenn sie gebraucht werden, um über das Telefonnetz Nachrichten zu versenden und zu empfangen. Bekanntlich hat das Internet geradezu explosionsartig die Erde überzogen.

In einem selbstverstärkenden Prozess rollte eine ungeheure Datenflut heran. Es ist die wohl folgenreichste Studentenarbeit aller Zeiten. Dieser Student hat eine grundstürzende Lawine ausgelöst – auch hier werden Sie sich an das Sandkorn und den Sandhaufen des ersten Kapitels erinnern. Durch die Kraft der Informationslawine, die seither die Welt überzieht und noch immer mehr in Schwung kommt, wird unsere Kultur und unser Lebensstil und nicht zuletzt die Medizin tief greifend beeinflusst.

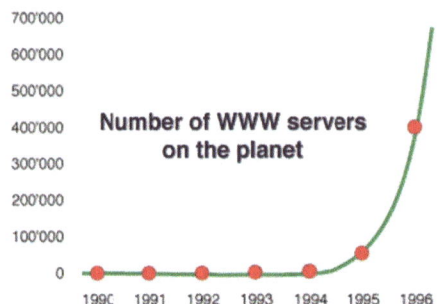

Abbildung 22 Rasante Verbreitung[2] des Ur-Internets

Information ist etwas Subtiles, geradezu Feinstoffliches, zwar auf materielle Träger angewiesen, selbst aber immateriell. Die Information ist Bedeutungsträgerin: Es gibt den Draht; es gibt die Impulsfolge auf diesem Draht; und es gibt die Bedeutung der Impulsfolge, Bedeutung selbst in vielen Schattierungen. Die Impulsfolge des Worts «Tod» etwa kann für mich etwas ganz anderes bedeuten als für dich. Als das Internet aufkam, hat die DNA-Sequenzierung die biologischen Wissenschaften und die Medizin revolutioniert. Das Genom ist die digitale Matrix, nach der jedes Tier gebaut ist. Viele Erkrankungen sind im Genom codiert vorweggenommen. Dank der digitalen Leistungskraft der Gesundheitsindustrie werden ad hoc Genanalysen zur Grundlage einer zytologisch personalisierten Datenmedizin, die in Zukunft mit zielgenauen Therapien Diabetes, Schlaganfall, Alzheimer, Huntington, Krebs kurieren wird. Die Menschen werden dabei freilich zur Online-Datenquelle, zumal Diagnosen, Therapie und Outcome von Algorithmen errechnet werden. Geist und Seele bleiben in diesen Kuren außen vor, worunter die Selbstwahrnehmung leidet und die psychischen Probleme zunehmen. Für die Zukunft rechnet man, dass die psychischen Erkrankungen die häufigste Ursache von Neuberentungen darstellen werden. Diese Prognose ist ein Weckruf für die Neurotherapie.

Was versteht man unter Neurotherapie

Dass im Kopf beginnt, was im Körper geschieht, ist ein faszinierender Gedanke. Wenn das Bewusstsein der Patientin bestimmt, ob sie krank wird, wäre demzufolge der Geist nicht das unverstandene Mauerblümchen der dataistischen Biologie, sondern ihr ultimativer Quell- und Angelpunkt. Hier ist von Neurotherapie die Rede. Sie ist ein kräftiger Antagonist zu der auf Zellbiologie zielenden Datenmedizin. Sie greift weit oben ein, auf der zentralen Integrationsebene. Diese zentrale Eingreifebene umfasst namentlich die erwähnten thalamo-kortikalen Resonatoren, die sich vom Thalamus im Mittelhirn bis zur Großhirnoberfläche erstrecken. Es sind die schwingenden Nervengebilde, von denen Jeanmonod[3] sagt, dass es keine Funktion gibt, die aus dem Gehirn herauskommt, ohne dass sich hier Rhythmen entsprechend einstellen. Wir wissen anderseits, dass dieses Oszillieren der thalamo-kortikalen Schleifen ganz direkt die Wellen im EEG verursacht. Jeder zerebralen Funktion ist ein Rhythmus, also ein EEG, hier zugeordnet.

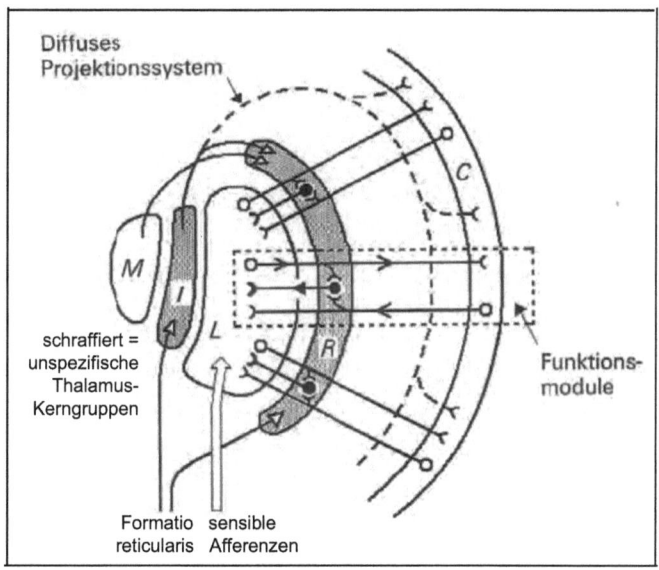

Abbildung 23 Die thalamokortikalen Funktionsmodule[4]

Die äußerlich messbaren Hirnströme sind mithin ein direktes Abbild der wunderbaren Sinfonie, die hier ständig musiziert. Gelingt es umgekehrt, durch eine Neurotherapie einen Rhythmus, der zu einer Fehlfunktion führt, nachhaltig zu verändern, kann die Fehlfunktion ursächlich korrigiert werden. Diese Rhythmen sind ein 1:1-Abbild des aktuellen Befindens.

Beispiel: Ein Knabe leidet unter Konzentrationsstörungen verbunden mit Hyperaktivität. In der Schweiz nennen wir diese Störung POS.[5] Immer wenn die Konzentrationsfähigkeit erlischt, treten im EEG übermäßig langsame Rhythmen auf; man nennt sie Theta-Wellen. Gelingt es dem Knaben, die durch das EEG-Gerät sichtbar gemachten Theta-Wellen zu unterdrücken, ist auch seine Konzentrationsschwäche verschwunden und er beruhigt sich. Der Rhythmus und die Funktion ist dasselbe. In den Neurotherapien versucht man die Rhythmen zu regulieren, und man erreicht gleichzeitig die Funktionskorrektur.

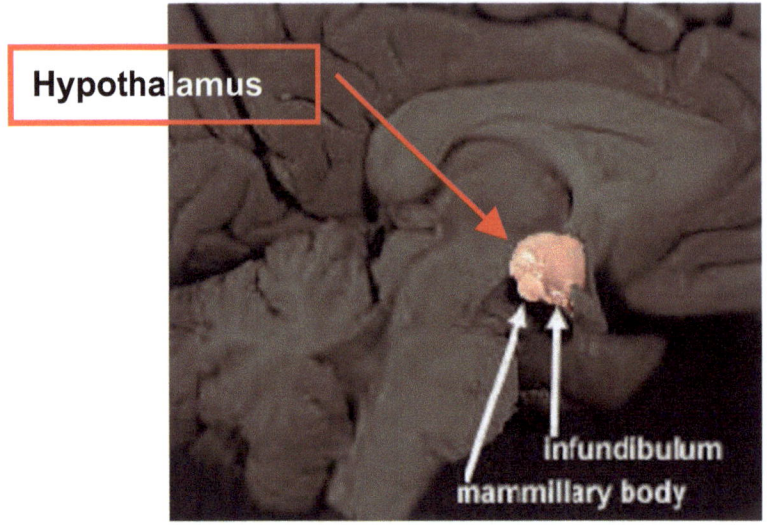

Abbildung 24 Der Hypothalamus, das Hirn des Vegetativums

Sie wissen schon, dass unten am Thalamus anhängend der Hypothalamus das *Vegetativum* regiert, mit seiner für den Körper und das Befinden lebenswichtigen Regulation. Wir dürfen davon ausgehen, dass der Hypothalamus von dieser wunderbaren Sinfonie einiges mitbekommt, weil er mit dem Thalamus eng verbunden ist. Deshalb ist es verständlich, dass die große Kategorie der vegetativen Störungen durch Neurotherapien nachhaltig kuriert werden können. Die Abhängigkeit von Apparaten in den Neurotherapien ist nur vorübergehend. Es gelingt vielen Klienten, nach einigem Training, die innere Verfassung ohne Apparat zu kontrollieren.

Neurotherapien sind *nichtmedikamentöse Maßnahmen*. Es kommt primär zu einer Regulierung, zu einer Umstimmung auf der höchsten vegetativen Informationsebene. Diese Ebene ist nicht dieselbe wie die sprachliche Ebene, die in der Psychotherapie den Ausschlag gibt. Neurotherapien sind deshalb keine verbalen Psychotherapien, Psychoanalysen oder mentale Hypnosen. Neurotherapien operieren zwischen Psychotherapie und Körpertherapie in einem unbewussten Bereich. Neurotherapien bereiten als Basistherapien ideal den Boden vor für eine akut notwendige medikamentöse Maßnahme. Die Neuropsychologen müssten eigentlich die für solche Therapien zuständigen Fachleute sein, befassen sie sich doch mit dem Zwischenbereich Psyche und Gehirn. Es gibt in der Schweiz 2018 schon über 100 Therapiestellen für Neurofeedback.

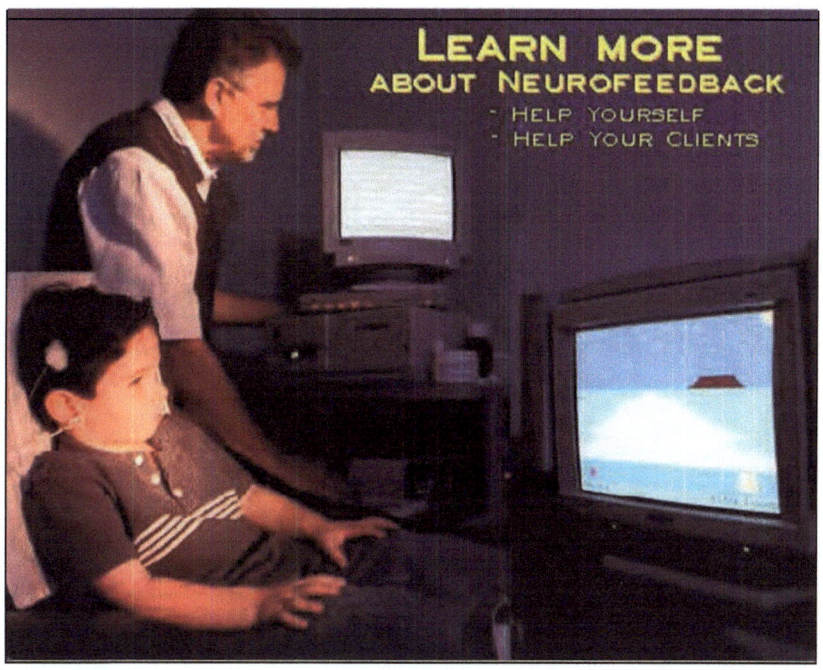

Abbildung 25 Neurofeedback über den Bildschirm: Knabe vor Landschaft / Therapeut vor Kontrollschirm[6]

Wie gehen Neurotherapeuten vor? Das EEG wird im Computer analysiert, die Zusammensetzung seiner Wellenmuster wird aufgedeckt, die zeitliche Dynamik wird festgestellt und in einer sichtbaren oder hörbaren Weise dem Patienten dargeboten. Neurotherapien bieten dem Patienten einen instrumentellen sensorischen Zugang zu seiner eigenen thalamo-kortikalen Sinfonie. Es gibt zahlreiche Varianten, wie man das macht. Für Kinder sind es oft anschauliche Bilder, etwa ein Gesicht, das zwischen Lachen und Weinen variiert, oder ein Ballon, der auf- und niedersteigt, oder Schnee, der fällt oder nicht fällt. Für Erwachsene ist das oft ein Sonnenaufgang und

Sonnenuntergang, oder ein Klang, der seine Farbe verändert, oder ein mehrdimensionales abstrakteres Bild eines EEG-Spektrums, welches sich laufend verändert, wie es etwas geübtere fortgeschrittene Benützer des Therapieinstrumentes gut brauchen können. Die Darbietungen sind eigentliche Belohnungen für ein gestecktes Therapieziel. Dieses besteht darin, gewisse Frequenzen im EEG zu unterdrücken, andere zu bevorzugen. Man lässt sich davon leiten, was als «gesunde» Frequenzzusammensetzung erkannt wird, wobei die individuellen Schwingmuster, sozusagen die Eigenklänge des Patienten, zusätzlich erfasst und als Grundlage mitverwendet werden müssen.

Der Patient lernt das *willkürliche Verändern der EEG-Wellen* in erstaunlich kurzer Zeit. Er kann aber nie sagen, wie er das macht, es geschieht unbewusst, und es geht besser, wenn er dabei locker bleibt. Entscheidend ist nur, dass er das Resultat seiner Bemühung, die EEG Wellen zu verändern, unmittelbar feststellen kann. Es sind 10, 20, 40 Sitzungen vor dem Bildschirm und/oder mit Kopfhörer nötig, um eine Therapie durchzuführen. Die Resultate sind oft erstaunlich gut. Der Patient lernt dabei, ein inneres Gleichgewicht anzusteuern, in welchem die Störungen nicht mehr auftreten.

Alkoholismus	Attention Deficit Disorder (auch POS genannt)	Angst- und Panik-störungen
Autoimmun-Dysfunktion	Conduct Disorder u.a. Jähzorn	Chronic Fatigue Syndrome (CFS)
Chronische Schmerzen	Depression	Epilepsie
Schlafstörungen	Hirnschlag	Tourette-Syndrom

Abbildung 26 Erkrankungen, wo Neurofeedback erwiesenermaßen hilft [7]

56

Es gibt zahlreiche Firmen, die Neurotherapie-Geräte anbieten. Man spricht auch von EEG-Feedback- oder Neurofeedback-Geräten. Das Training heißt im Fachjargon operante Konditionierung oder instrumentelle Konditionierung. Eine Übersicht über die Gesundheitsstörungen, die mit Neurofeedback kuriert werden können, zeigt Abbildung 26. Zu allen Störungen im Schema, die mit EEG-Biofeedback behandelt werden, sind klinische Berichte verfügbar. Etliche sind auch wissenschaftlich publiziert.

Dazu kommen die folgenden Anwendungsgebiete, die bereits praktiziert werden: Drogenabhängigkeit, Autismus, Bruxismus (Zähneknirschen), Essstörungen, Migräne und Spannungskopfweh, posttraumatische Stressbewältigung, Schleudertrauma, prämenstruelles Syndrom.

Psychofonie, was ist das?

Die Kapitelüberschrift nimmt es vorweg: Psychofonie ist eine musikalische Neurotherapie. Sie steht damit in einer direkten Beziehung zu dem wunderbaren Orchester mitten in unserem Gehirn, im Thalamus. Sie vereinigt in sich viele Dinge, die sie zu einer idealen Neurotherapie mit vielseitigsten Anwendungsmöglichkeiten macht. Psychofonie kann am *Psychofonie-Kreis* sehr einfach verstanden werden. Im Thalamus ist die Umwelt und das Körperinnere als dynamisches Abbild repräsentiert in unzähligen Schwingkreisen, die von den vielen Nerven-Signalen von innen und außen angeregt sind. Diese Oszillatoren bewirken auf der Kopfoberfläche feinste Wechselspannungen, elektrisch messbare Wellen, EEG genannt. Also ist in den EEG-Wellen die subjektive Befindlichkeit Sekunde für Sekunde objektiv codiert. Dem menschlichen Betrachter dieser Wellen zeigt sich ein Durcheinander, das er nicht angemessen deuten kann. Wir setzen es einfach in Tonfolgen um, und dann geschieht es, dass diese Hirnmusik ihre erstaunliche Wirkung entfaltet. In meiner Psychofonie höre ich meinen Thalamus. Klingt er wohl, kann später, in Zeiten von Stress und leidvoller Belastung, die Psychofonie als korrigierendes Konzert abgehört werden. Vielfach angehört hat dieses eine beruhigenden, Schmerz und Angst lösenden Effekt, der sich nach und nach im Hirn habituell verfestigt.

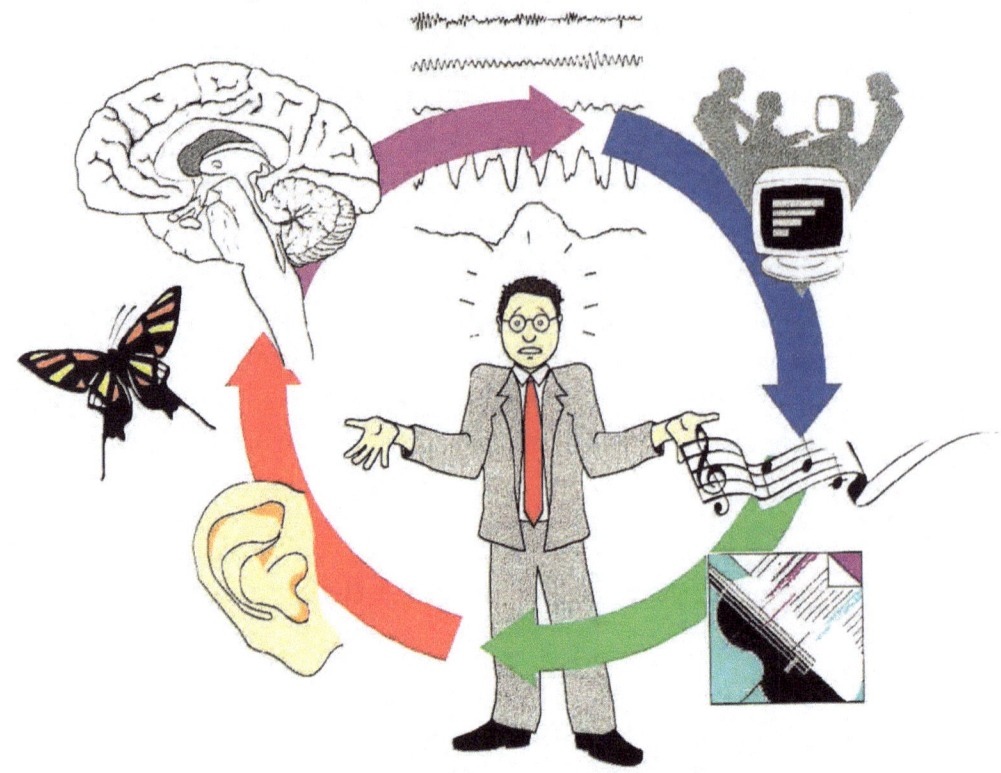

Abbildung 27 Vom EEG zur Tonfolge zur Psychofonie und zurück zum EEG (Psychofoniekreis)

Psychofonie sind Klänge aus dem Gehirn der jeweiligen Klientinnen beziehungsweise Patienten. Psychofonie wird wie folgt hergestellt:

Sie wenden sich an das unentgeltliche Beratungstelefon, wo Ihre Beschwerden kurz beurteilt werden und wo Ihnen vorgeschlagen wird, wer für die einmalige EEG-Aufzeichnung zuständig ist.

Am Morgen des Aufzeichnungstermins überprüfen Sie Ihr Befinden, das möglichst gut sein sollte zu dem Zeitpunkt, wo das EEG abgeleitet wird. Ausschlaggebend ist, wie man sich dann effektiv fühlt. Es gibt einige Menschen, die angeben, ständig unter ihren Beschwerden zu leiden. Auch diese müssen auf Psychofonie nicht verzichten; sie machen die EEG-Ableitung, wenn es relativ gut geht.

Die alte Balance unter Medikation muss zu diesem Zeitpunkt noch nicht verändert werden. Das würde das Befinden kurzfristig eher verschlechtern. Maßgebend ist einzig und allein, wie Sie sich fühlen.

Die EEG-Ableitung selbst ist eine harmlose Angelegenheit, die etwa ½ Stunde dauert. Es werden am Kopf sechs Elektroden befestigt. Vier davon sind Messelektroden, die an bestimmten Stellen (im Fachjargon bei T3, C4, C3, T4 gegen Fz) das EEG abgreifen. Dabei fließt überhaupt kein Strom, und es tut nicht weh. Das EEG an der Kopfhaut ist eine elektrische Schwankung im Bereich von wenigen millionstel Volt. Diese elektrische Spannung wird vom Hirn selbst erzeugt, weil die Klangfolgen in der Tat elektrische Nervenimpulse sind, die rhythmisch ankommen und weggehen. Viele Impulse – es sind Abermillionen – geben zusammen eine elektrische Welle, die in Sekundenbruchteilen auf und ab schwankt. Die Patientin sitzt mit geschlossenen Augen auf einem Stuhl und muss nichts tun. Sie darf sich völlig entspannen in dieser Zeit. Die eigentliche Ableitung des EEGs (Elektroenzephalogramms) dauert 14 Minuten.

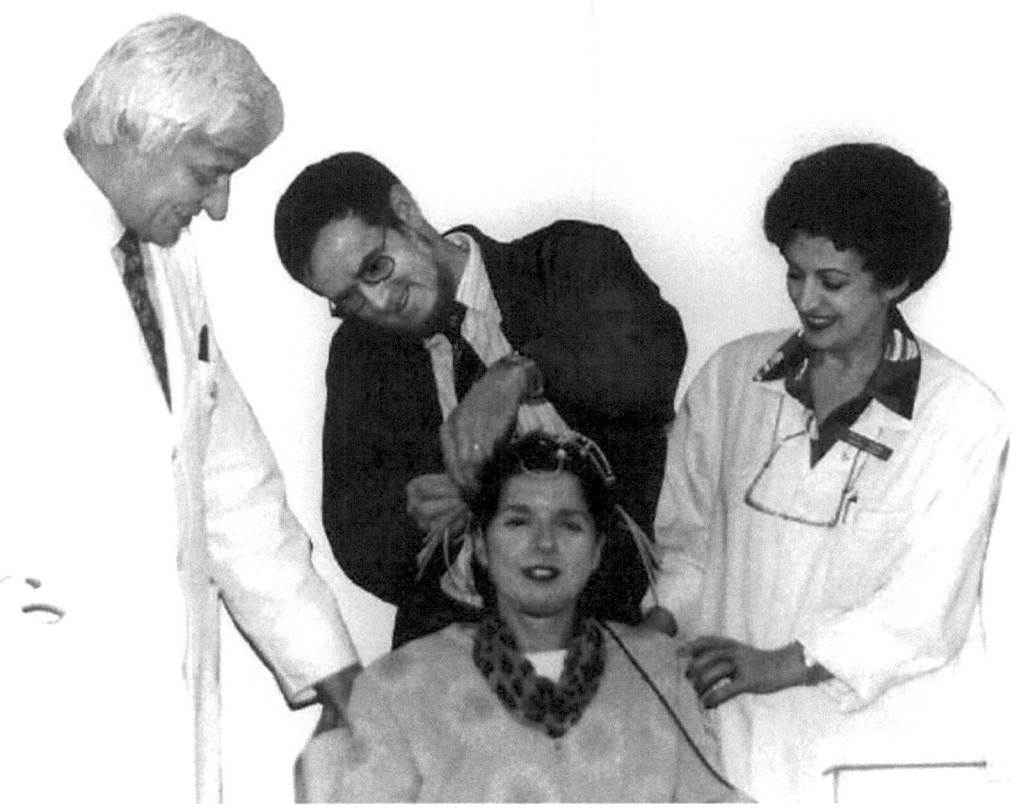

Abbildung 28   Psychofonie-EEG Ableitung im Kantonsspital Glarus mit dem Chefarzt Professor Rhyner[8] (links) und dem Autor Bruno Fricker

Nach dem EEG erhalten Sie eine CD, um *Klänge von Musikinstrumenten* auszuwählen. Es werden der Reihe nach etwa 40 Midi-Klänge kurz vorgespielt. Sie wählen vier Instrumente aus, die Sie angenehm finden und von denen Sie sich vorstellen können, dass sie gut zusammen klingen. Sie tragen ihre Auswahl in eine Tabelle ein. Danach werden Sie mit dem Vorgehen beim Abhören bekannt gemacht. Das EEG-Labor verarbeitet die aufgezeichneten EEG-Daten und übermittelt Ihnen auf dem Postweg oder per E-Mail Ihre fertigen Psychofonie-Klangfolgen.

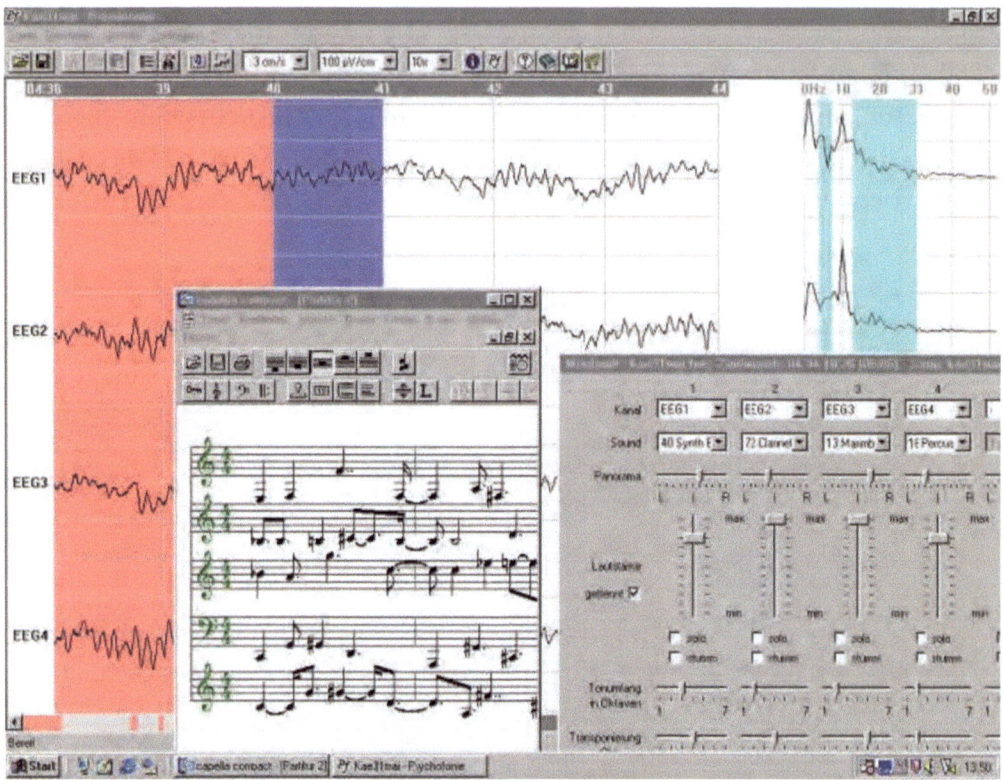

Abbildung 29 Einblick in das Psychofonie-Auswerteprogramm

Im Labor werden die EEG-Kurven zunächst auf dem Bildschirm optisch überprüft. Jede Kopfbewegung, jede Muskelzuckung kann eine Störung verursachen. Das macht nichts, weil mehr als genug EEG-Daten registriert wurden. Die gestörten Stellen werden gelöscht. Der Spezialist nennt diese Säuberung EEG-Artefaktentfernung. Das artefaktfreie EEG wird in einem speziellen standardisierten Rechenverfahren Sekunde für Sekunde auf seine Wellenzusammensetzung überprüft. Die Spektralanalyse ist dabei zentral. Das erinnert an die Zerlegung des Lichts in seine Farben durch ein Prisma, und es ist in der Tat genau dasselbe. Nur, die Zusammensetzung der Farben, der reinen Schwingungen im Klang, ändert sich bei Psychofonie Sekunde für Sekunde. Aufmerksamkeitsschwankungen spiegeln sich darin, die nie konstant sind. Aber auch das Einschießen von Schmerzen oder von Angstgefühlen oder von Schwindel, von Tinnitus, von mangelnder Bereitschaft zu schlafen oder von bildhaften Gedanken oder gar von sich vorgestellten Tönen. So entsteht die Psychofonie.

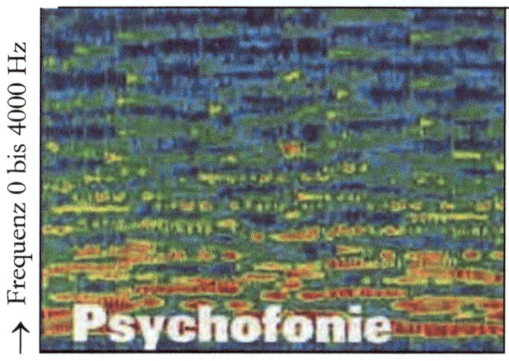

→ Zeitabschnitt ca. 10 Sekunden

Abbildung 30 Sonogramm eines Psychofonie-Ausschnitts; rötliche Farben bedeuten hohe Intensitäten; in dieser zeitlich dynamischen Spektralanalyse wird die Psychofonie als Klangmuster sichtbar.

Im Jahr 2000 hat ein junger Schweizer Hirnforscher festgestellt, dass selbst das komplexe Gefühl romantischer Verliebtheit messbar ist. Das sieht so aus, wie wenn das betreffende Hirn unter dem Einfluss euphorisierender Drogen wie Kokain stehen würde.[9] Im Psychofonie-EEG wird in 17 Minuten das Bewusstsein poly-rhythmisch aufgezeichnet. Damit ist deutlich, dass niemand die Gedanken lesen kann, denn Musik hat keine Worte. Die Sprache ist etwas ganz Besonderes, sie bildet sich im EEG nicht als Sprache oder Schrift ab. Das EEG ist Ausdruck der subjektiven Befindlichkeit und deren Schwankungen. Für diesen komplexen Inhalt des EEGs gibt es einen Fachausdruck: Vigilanz. Das EEG zeichnet Vigilanzschwankungen auf, die, wie in der Universität Bern wissenschaftlich nachgewiesen wurden[10], sogar in Sekundenbruchteilen schwanken können. Das Psychofonie-Verfahren nimmt diese Feinstruktur unter die Lupe und bildet sie in den Klangfolgen musikalisch ab. Es werden die Vigilanzprofile der Klienten-EEGs errechnet und in Töne umgewandelt. Das Ziel ist dabei, das EEG möglichst eingängig hörbar und ohrgerecht umzusetzen, damit man es immer wieder abhören kann.

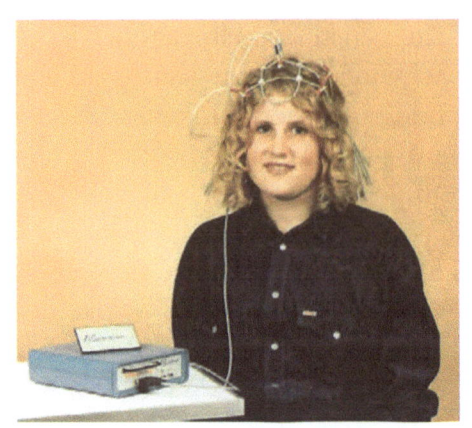

**Abbildung 31
EEG-Ableitung**

Was aber ist eingängig und ohrgerecht? Natürlich Musiknoten. Seit Jahrhunderten wird Musik gemacht, so, dass man sie angenehm hören kann. Die Notenschrift ist ihre adäquate Notation. Ergo beschränken auch wir uns auf die chromatische Tonleiter und auf Ganze, Halbe, Viertel, Achtel und Sechzehntel-Noten. Die Vigilanzschwankungen werden in eine tonale Partitur umgesetzt, in vertikale Lagen der Noten auf der Notenlinie. Und gleichzeitig setzen wir die EEG-Vigilanzschwankungen[11] in Schwankungen der Notendauer um. Was herauskommt, ist eine vierstimmige Notenschrift; jede Stimme entspricht einer Messelektrode auf dem Kopf. Die tonale und rhythmische Schwankungsinformation auf der Notenlinie stimmt mit den Schwankungen der Frequenzverteilung im EEG überein. Dies ist in etwa dasselbe, wie es in anderen Neurotherapien mit dem auf- und niedersteigenden Ballon gemacht wird, nur haben wir eine weit differenziertere Anzeigeform gewählt, nämlich die Notenschrift. Wir begeben uns auf das gleiche Niveau wie das Gehirn, das in seinem zentralsten Bereich auch elektrische rhythmische Töne von sich gibt. Wenn wir könnten, würden wir die Töne am liebsten direkt aus dem Thalamus ableiten. Aber wer lässt sich schon gern Elektroden einpflanzen?

Das machen jedoch einzelne Neurochirurgen, und sie regulieren damit schwerste thalamische Funktionsstörungen mit wachsendem Erfolg. Regulieren bedeutet bessern nach und nach, vielleicht über zwei Wochen, vielleicht über zwei Monate, und eine automatische Verfestigung dieser Besserung in der Zeit danach. Wir haben in Studien festgestellt, dass sich die Wirkung bis 12 Monate tendenziell noch verstärkt. Das erfahren die Patienten der Regulationschirurgie ebenso: Eine allzu schnelle Wirkung ist eher suspekt. Gut Training will Weile haben.

Man hört die Psychofonie dreimal täglich 10 Minuten, am besten am Morgen, bevor man aufsteht, mittags nach dem Essen und am Abend vor dem einschlafen. Vielleicht spüren Sie schon im Voraus, wann ein Schmerzanfall kommt. Dann hören Sie unverzüglich Ihre Psychofonie etwa ½ Stunde lang ab. Lassen Sie die eigenartigen Klangfolgen einfach in Ihr Ohr strömen und damit als Nervensignale in Ihren Hirnstamm herein fließen. Sie brauchen sich nicht darauf zu konzentrieren. Sorgen Sie aber für eine ruhige Umgebung. Die chronischen Schmerzen nehmen ab. Depressive Verstimmungen werden aufgehellt. Ängste lösen sich. Endlich kann man einschlafen. Tinnitus wird nach und nach überhört.

Mit Psychofonie gelingt es, sich in kurzer Zeit reflexartig zu entspannen. Psychofonie erinnert Ihr Gehirn, wie es war, als Ihr EEG abgeleitet wurde. Wie kann diese erstaunliche Wirkung verstanden werden? Die für das Wohlbefinden maßgebenden vegetativen Nervenzentren sind mitten im Gehirn, genau dort, wo die Hörnerven durchlaufen. Im Hirn gibt es Stress-, Angst- und Schmerzprogramme, die durch bestimmte Situationen aktiv werden. Nicht alle sind normal. Viele sind

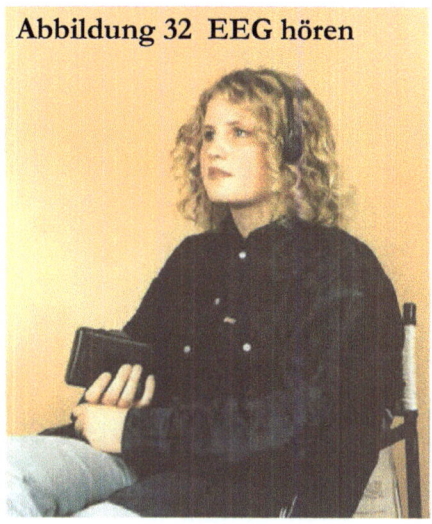

Abbildung 32 EEG hören

gewissermaßen schlechte Gewohnheiten, habituelle Fehlreaktionen, die aber völlig unbewusst sind und die man deshalb nicht einfach ändern kann. Der stärkste Wille ist hier machtlos. In den Hirnstamm hinunter jedenfalls reicht er nicht. Aber er reicht, um zum Handy zu greifen und Psychofonie zu hören. Die abgestimmten Psychofoniemuster erinnern diese Zentren daran, wie sie funktionieren sollten, nämlich so, wie am Aufnahmetag. Jeder Wahrnehmung, auch Ängsten oder Schmerzen, entspricht ein koordiniertes räumlich-zeitliches Feuern vieler Millionen Nervenzellen im Gehirn. Perzeptionen werden zu Engrammen (Gedächtnisinhalten), wenn dieses Erregungsmuster oftmals repetiert wird. Es ist dies das Prinzip der synaptischen Plastizität. Die Nervenkontakte verstärken sich, werden durchlässiger, wenn man sie braucht. Im Netzwerk bedeutet dies eine Veränderung der neuronalen Projektionen zwischen Übertragungsschichten der Sinnesimpulse bei der

Wahrnehmungsverarbeitung. Wichtig ist auch, dass die Psychofonie eine nie zuvor gehörte Naturmusik ist, etwas völlig Neues, kein längst bekannter Ohrwurm. Man hat wissenschaftlich festgestellt, dass ganz neue Sinneserfahrungen besonders starke EEG-Reaktionen hervorrufen. Psychofonie-Klienten sind in der Regel sehr gespannt, wie denn ihr EEG tönen möge. Dies kann eine heftige Anfangsreaktion hervorrufen. Durch wiederholtes Abhören reduzieren sich nach und nach die vegetativen «Entgleisungen». Die Nervenimpulse wählen andere Bahnen, bilden neue Muster, die keine Schmerzen mehr darstellen, keine Verstimmungen und Ängste mehr auslösen. Durch wiederholtes Zuführen des Psychofonie-Impulsmusters über das Ohr und die Hörnerven werden mikrostrukturelle Veränderungen eintrainiert, die zu bleibenden veränderten Reaktionen im Wahrnehmungsapparat führen. Dabei ist hilfreich, dass Sie wissen dürfen: «So tönt mein Hirn, wenn es mir gut geht.» Daran dürfen Sie sich halten. Es ist nichts Fremdes in Ihrer Psychofonie. Ihre Eigenklänge spielen Ihnen Ihre eigene bessere Befindlichkeit – um nicht zu sagen, Ihre bessere Hälfte – täglich mehrmals vor. Tausend Minitherapien pro Jahr – das wirkt.

Das Gehör –
ein neuropsychologisches Meisterwerk

Es ist kein Zufall, dass wir gerade das Gehör gewählt haben für unsere Re-Trainingstherapie. Ich habe schon erwähnt, dass Musik und Rhythmen die bestmöglichen Informationsebenen sind, um Störungen ursächlich zu beeinflussen, die im Innersten Rhythmusstörungen sind. Welches Empfangsorgan ist besser als das Ohr geeignet, rhythmische Heilmuster aufzunehmen? Das Hören, das in unserer Augen-betonten Gesellschaft eher vernachlässigt wird, wie es schon Joachim-Ernst Berendt[12] in vielen Büchern beschrieb, unser Gehörorgan ist ein therapeutischer Zugang par excellence. Die Schulmedizin hat ihn noch nicht entdeckt. Es sind Außenseiter, wie Professor Alfred A. Tomatis[13] in Paris, die als Ärzte das Gehör in heilender Absicht nutzten. Der Anatomie und Physiologie der zentralen Hörbahn, der Nervenstränge, die vom Innenohr in das Großhirn laufen, kommt unsere Therapie sehr entgegen. Das Gehör gleicht einem Stationenweg, wie er idealer nicht angelegt sein könnte.

Bei jeder Station treten die Hörimpulse auch in das umliegende Nervengewebe ein und teilen sich diesem mit. Werfen wir einen Blick in dieses wunderbare Organ, welches vorgeburtlich als Erstes funktionstüchtig wird und bei der Geburt schon völlig ausgewachsen ist. Beim Tod ist es das letzte Sinnesorgan, das erlischt.

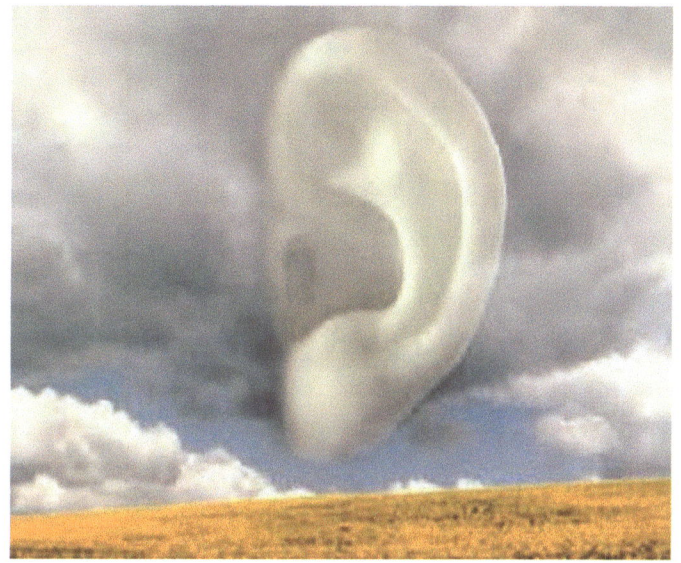

Abbildung 33 Aus dem Buch von Joachim-Ernst Berendt:
Ich höre – also bin ich. [14]

Im VIII. Hirnnerv, der auch die Gleichgewichtssignale enthält, fließen die Schallsignale von der Cochlea (Hörschnecke) zu den Cochleariskernen tief unten im Hirnstamm. Dort verzweigt die Hörbahn in eine kurze, schnelle, wenig verschaltete primäre Nervenbahn für die spezifische Schallverarbeitung im primären akustischen Kortex. Der zweite, besonders im retikulären oberen Hirnstamm komplizierter angelegte unspezifische Strang, endet verzögert in der polysensorischen Hirnrinde. Wir haben weiter oben bereits die spezifischen Content-Neuronen und die unspezifischen Context-Neuronen erwähnt, die sich in den thalamokortikalen Schleifen sinnvoll ergänzen. Denken Sie etwa an die Streicher und Bläser in einem Orchester. Das ist hier, im Blick auf die Hörverarbeitung, ungefähr dasselbe. Content heißt spezifisch, auf das Hörorgan und dessen Signale bezogen. Context bedeutet auf die Zusammenarbeit mit andern Systemen angelegt. Die Zusammenarbeit kommt aber nur in einem kritisch erregten Grosshirn zustande. An dieser Stelle ist dem unspezifischen Strang die Arousal- respektive Weckfunktion zugeordnet. Deshalb ist der unspezifische Zweig der Hörbahn im Hirnstamm mit den retikulären Formationen, die ja das eigentliche Weckzentrum bilden, so innig verschaltet. Siehe Abbildung 35.

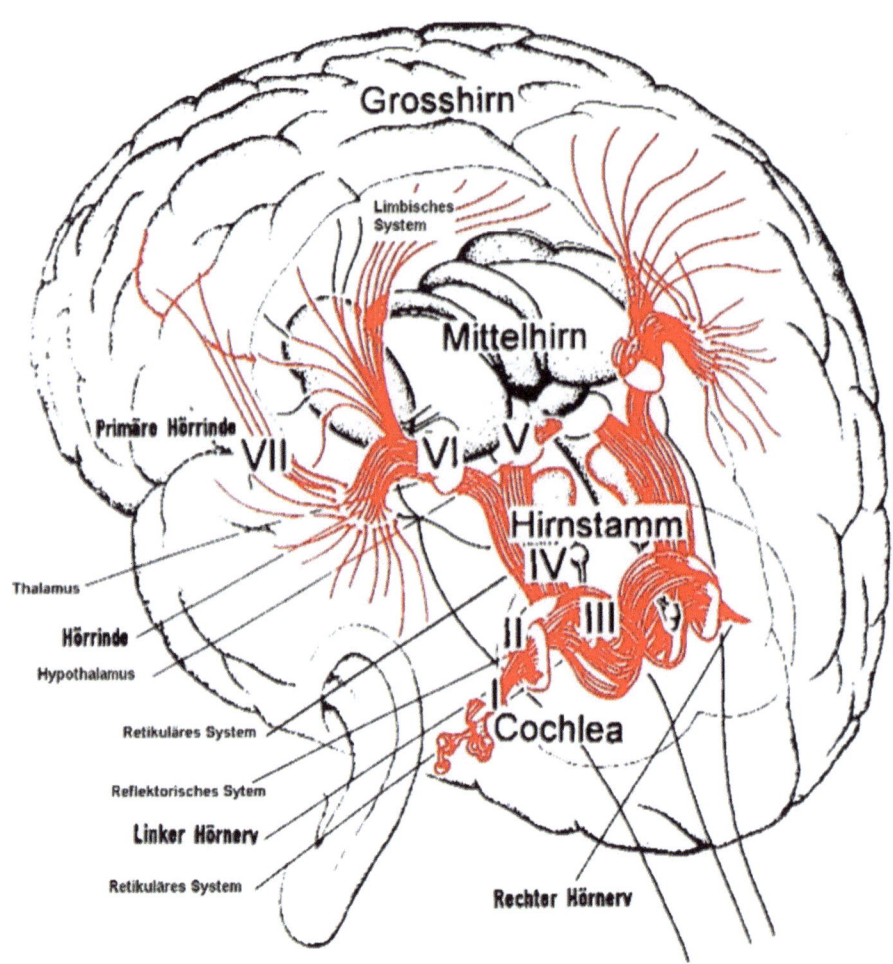

Abbildung 34 Die spezifische Hörbahn (Contentverarbeitung).
Die Stationen I bis VII sind Schaltstellen, wo die Hörbahn mit
dem Hirn interagiert. Jede erzeut im evozierten Potential ein typisches
Echo im EEG, das anzeigt, ob lokale Dysfunktionen vorliegen.

Der primäre Strang trägt auf tausenden Einzelfasern des Nucleus olivaris superior von der Hörschnecke tonal kodierte Information. Er ist für die spezifische Informationsverarbeitung zuständig. Schon im Cochleariskern wird das Schallsignal nach Dauer, Intensität und Frequenz ausgewertet. Hier entstehen die reflektorischen Reaktionen, etwa wenn es knallt und man zusammenzuckt. Als Nächstes wechselt der Nerv tief unten im Hirnstamm die Seite und endet im zweiten Relais, der Olive. Von da führt ein dritter Abschnitt hinauf, mit einer Verzweigung auf beide Flanken im Mittelhirn. Hier wird die Schallquelle lokalisiert, wozu beide Ohren beitragen, daher die Überkreuzungen. Wenn es hinter Ihnen raschelt, werden Sie Ihren kampf-/fluchtbereiten Sympathikus mehr aktivieren, als wenn es vor Ihnen raschelt – eine wichtige Unterscheidungsmöglichkeit bereits auf dieser niederen Verarbeitungsstufe. Danach steigen beide Bahnen zum spezifischen Thalamus auf. Es findet eine weitere Integration statt zur Vorbereitung motorischer Reaktionen, Bewegung, Stimme, usw.

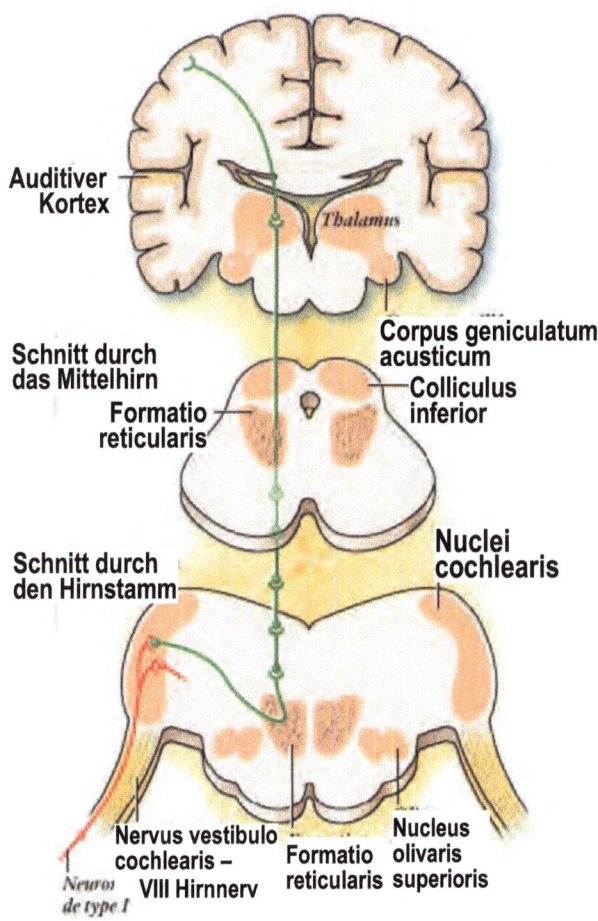

Abbildung 35 Die unspezifische Hörbahn
(Contextverarbeitung im retikulären System) [15]

Der letzte Abschnitt bildet einen Teil der thalamokortikalen Schleifen und endet in der primären auditiven Hirnrinde, wo die bereits verarbeitete Hörinformation bewusst erkannt, gespeichert und in willkürlichen Antworten verwertet wird. Der unspezifische nicht-primäre Strang zweigt schon in den Cochleariskernen ab und verläuft, ohne zu kreuzen, in einem mit der Formatio reticularis innig verschalteten Weg nach oben in den Thalamus. Dieselbe retikuläre Formation wird auch von allen anderen Sinneskanälen durchkreuzt. Es kommt zu einem Austausch und zu einer Prioritätenbildung im Sinne von Motivation und Alarmierung. Auch hier wird das Vegetativum tangiert. Ob man sich auf den Text oder die Melodie konzentriert, wird hier entschieden, wenn man z. B. gleichzeitig ein Buch liest und Musik hört. Hier kommt eine intensive Verschaltung mit dem Hypothalamus und mit dem Vegetativum zustande. Dann wird der unspezifische Thalamus durchlaufen und über thalamo-kortikale Schleifen die polysensorische Rinde erreicht.

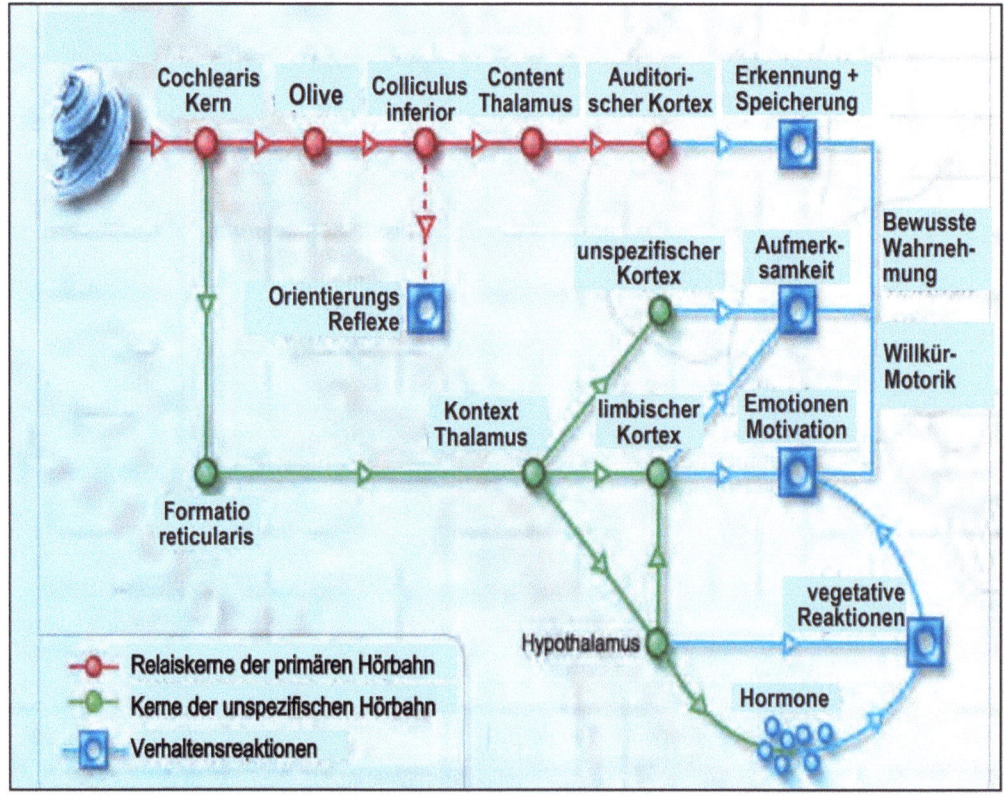

Abbildung 36 Die notwendigen Strukturen für die bewusste Hörwahrnehmung [15]

Die *bewusste auditorische Sinneswahrnehmung* ist nur im Zusammenwirken aller Systeme möglich, der primären und der nicht-primären. Das Schema zeigt alles nochmals übersichtlich. Im Schlaf zum Beispiel funktioniert der primäre Strang komplett (die auditorische Information wird decodiert), aber dies wird nicht bewusst wahrgenommen, weil die Verbindung der Formatio reticularis mit dem Weckzentrum nicht mehr aktiv ist. Das System befindet sich teilweise in einem unterkritischen Zustand. Auch im Koma ist diese Verbindung unterbrochen, während die reflektiven und vegetativen Effekte des Hörens weiterhin funktionieren.

Jeder dieser Relaiskerne ist in sich schon ein gewaltiger Rechenapparat, das sei hier noch ausdrücklich vermerkt. Infolge dessen müsste das Modell des steilen Sandhaufens auf viele Haufen ausgedehnt werden, wobei jeder das Untersystem eines Kerns modelliert. Die Anatomie ist äußerst kompliziert und zeigt eher das Bild eines sandigen Flussdeltas mit vielen Rinnsalen, die sich je nach Gebrauch und Pegelstand auswaschen (bahnen) oder mit Sand ausfüllen (stauen) und dabei immer wieder neue Wege einschlagen. Die neuroplastischen Fehlprogrammierungen, die weiter oben erwähnt sind, gleichen in diesem Flussbett-Modell den Sandbarrieren, die das fein balancierte Spiel der Rinnsale stören und erst einmal abgetragen werden müssen. Dies leistet die Psychofonie, indem sie das Wasser da und dort abgräbt und in neue Kanäle leitet. Im Flussbett, wo ohnehin schon Wasser fließt, greifen wir mit Wasser ein, nicht mit Beton, nicht mit dem Bagger und nicht mit Chemikalien! Ich hoffe, Sie verstehen die Metapher.

Bewertung der Psychofonie

Hier hat sich der Kreis geschlossen. Es wird immer deutlicher: Die Psychofonie ist der *Königsweg der Neurotherapien*. Sie vereinigt aus den verschiedenen Möglichkeiten das Beste. Sie wirkt mit der gleichen «Sprache», wie die Störungen entstehen, auf diese ein, nämlich mit Rhythmus und Tönen. Sie orientiert sich ganz an der individuellen Wirklichkeit des Patienten. Es ist nichts Fremdes in der Psychofonie. Sie stimuliert die Selbstkorrektur dadurch, dass sie dem Gehirn zeigt, was es selbst geleistet hat. Sie unterstützt damit die gesund machenden Prozesse der Person. In ihr begegnet die Klientin sich selbst und kann sich darin wiederfinden. So werden unbewusste Selbstheilungsvorgänge subtil auf den Weg gebracht.

Die vielen kleinen Psychofonie-Pausen wirken wie eine Meditation über sich selbst. Damit werden auch kognitive Prozesse angestoßen, die klären, ohne dass je ein verletzendes Wort fällt.

Nichtinvasiv	**Auch bei der Berufsausübung**
Nichtmedikamentös	**Mentale Einstellung ist unwichtig**
Einfach, für Patient und Arzt	**Nicht fremdbestimmt**
Stärkt Eigeninitiative	**Kostengünstig und zeitsparend**
Keine Kontraindikationen	**Die ideale Basistherapie, unterstützt spezifische Therapien**

Abbildung 37 Die Eigenschaften der Psychofonie

Psychofonie ist ein regelmäßiges *Entspannungsritual*, das man genießen kann und soll. Es ist kein aktives Hinhören nötig, nur etwas Abschirmung und Ruhe, damit man die Klänge ungestört hören kann. Wir sind uns betreffs Erfolgsaussichten sicher geworden, durch die Erfahrung Tausender Klientinnen und Klienten, aber auch durch Studien.[16]

Und in praktischer Hinsicht ist anzumerken, dass die Psychofonie *keine apparategebundene Kur* ist. (Das Smartphone oder iPhone kann man hier kaum als apparativen Fremdkörper bezeichnen.) Das EEG muss man dazu nur einmal ableiten lassen. Es lohnt sich, diesen wichtigen Termin bewusst auszusuchen. Der Nutzer hat die Heilmusik immer zur Hand, wann immer er sie benötigt. Psychofonie ist die Antwort auf die bange Frage, wie Sie zwischen den Arztterminen leben können. *Statt sich mit Schmerz- oder Schlafmitteln zu vergiften, Ihre Musik hören!* Lassen Sie sich, besonders am Anfang, von unserem Rat begleiten. Wir werden Sie ermuntern, hartnäckig zu sein, wenn es nicht schon im ersten Anlauf klappt. Es gibt vereinzelt Fälle, die erst im neunten Monat die entscheidende Wirkung erfahren haben. Das sind aber Ausnahmen. Im Allgemeinen setzt die Wirkung nach drei bis vier Monaten deutlich ein. Und erfahrungsgemäß werden Sie auch im zweiten, sogar im dritten Jahr mit ein und derselben Psychofonie fortfahren.

Viele Fälle zeigen, dass dies so geschieht. Dann werden Sie durch Psychofonie ein anderes, achtsameres, liebevolleres Verhältnis zu sich selbst entwickeln. Durch Übung und Hören auf sich selbst werden Sie zum Chef oder zur Meisterin Ihres Lebens. Sie begegnen in diesen Klängen Ihrem besseren Selbst. Psychofonie ist dann der Beginn eines heilsamen Prozesses, zu welchem allein *Sie den Schlüssel haben*, etwa im Sinne des schönen Gedichts von Joseph von Eichendorff:

Schläft ein Lied in allen Dingen, die da träumen fort und fort,
und die Welt hebt an zu singen, triffst du nur das Zauberwort.

---

1 https://home.cern/topics/birth-web

2 Bereits im Jahr 2008 wurden von der Suchmaschine Google 1 Milliarde Webseiten erfasst.

3 www.dysrhythmia.org und www.sonimodul.ch

4 Bild Stephan Zschocke: *Klinische Elektroenzephalographie.* Springer-Verlag, Berlin, 1995.

5 POS ist ein nicht mehr gebräuchlicher Begriff für Hirnfunktionsstörungen bei Kindern in der Medizin. In Gebrauch sind heute eher ADD, ADS, ADHS, ADHD in dieser Reihenfolge.

6 Bild aus http://www.eegspectrum.com/intro-to-neurofeedback , die Seite enthält eine gute Einführung in Neurofeedback

7 www.eegspectrum.com

8 Das öffentliche Kantonsspital Glarus, damaliger medizinischer Chefarzt Prof. Dr. med. Kaspar Rhyner, bot die Psychofonie-Therapie 1997-2007 an. Die hervorragenden Therapieergebnisse sind in einer Studie festgehalten: M. Meister, R. Einsle, J. Brunner, K. Rhyner: *Psychofonie - eine neurophysiologische Klangtherapie bei Migräne.* PRAXIS, p.946-949, Band 88, 1999, Heft 21, Verlag Hans Huber, Bern.

Zusammenfassung: Da Migräne und andere funktionelle, darunter auch psychosomatische Störungen häufig sind und deren Therapie nach herkömmlichen Methoden an Grenzen stößt, gewinnen immer mehr auch neurophysiologische Methoden an Bedeutung. Dazu gehört auch die Psychofonie, eine Klangtherapie, bei der das patienteneigene EEG computerisiert in Klangmuster umgewandelt wird. Im Rahmen einer prospektiven Kohortenstudie wurden 55 Migräne-Patienten untersucht, die mittels Psychofonie behandelt wurden. 56% der Studienteilnehmer zeigten nach zwölf Monaten eine mindestens 50%subjektive Beschwerdeverbesserung. Unsere ermutigenden Resultate lassen vermuten, dass die Psychofonie eine echte Wirkung aufweist, was später in einer placebo-kontrollierten Studie definitiv bewiesen werden konnte.

9 Andreas Bartels und Semir Zeki: *The neural basis of romantic love*. Neuroreport. 2000, Nov. 27; 11(17, p. 3829-34.

10 Thomas Müller et. al.: *EEG sings of vigilance fluctuations preceding perceptual flips in multistable illusionary motion*. NeuroReport 10, 1999, p. 3423-3427.

11 Bruno Fricker: *Das EEG und seine Vigilanz*. Vortrag an der Jahrestagung der Schweiz. Gesellschaft für Klinische Neurophysiologie, 1996, Montreux.

12 Kann mit J.E. Berendt gegoogelt werden.

13 Alfred A. Tomatis: <u>Der Klang des Lebens</u>. rororo Sachbuch 18791, 1990.

14 Joachim-Ernst Berendt: <u>Ich höre, also bin ich</u>. Goldmann, München, 1993.

15 Bilder von www.iurc.montp.inserm.fr

16 Über Erfahrungsberichte und über die zahlreichen Studien kann man sich auf der Webseite www.psychofonie.ch aktuell orientieren.

Anwendung der Psychofonie in der medizinischen Praxis

(Nach Vorträgen von Dr. med. Klaus Tereh)

Selbstverständlich sprechen wir hier nicht von Notfallsituationen, bei welchen die Rettung des Menschenlebens absolute Priorität hat. Dort heiligt in der Regel der Zweck die Mittel. Doch wie funktioniert die therapeutische Praxis außerhalb der Intensivmedizin?

Fühlt sich ein Mensch krank, sucht er seinen Hausarzt auf. Üblicherweise geht es dann so: Der Arzt stellt die Diagnose, arbeitet das Therapieschema aus, klärt den Patienten über seine Krankheit und die Risikofaktoren auf, gibt ihm entsprechende Verhaltensmaßregeln mit und versorgt ihn reichhaltig mit Medikamenten gegen jedes seiner Symptome. Falls nötig und sinnvoll zieht der Hausarzt Spezialärzte und ihre Diagnostik hinzu. Diese rapportieren ihm die Befunde. Der Hausarzt entscheidet über das weitere Vorgehen und überwacht als Leader die Kur, bis die Gesundheit wieder hergestellt ist. Etwas salopp könnte man zusammenfassen: Der Arzt flickt den kaputten Organismus möglichst gut zusammen, und der Patient hält hin.

Wenn aber der Körper als eine Funktion des Bewusstseins und des Geistes zu verstehen ist, drängt sich ein anderes Vorgehen auf. Der Patient übernimmt für seine Genesung einen Teil der Verantwortung, wobei der Arzt in die Rolle eines sachkundigen Begleiters und Beraters schlüpft. Übertragen wir diese Polarität auf die oben dargestellte Polarität von Schulmedizin und Komplementärmedizin. Wir finden eine weitgehende Deckungsgleichheit: In der Schulmedizin übernimmt der Arzt die volle Verantwortung gegenüber einem weitgehend passiven, in der Klinik sogar entmündigten Patienten. Anders sollte es in der Komplementärmedizin sein. Hier muss es die primäre Aufgabe des Arztes sein, Hilfe zur Selbsthilfe zu geben. Die therapeutischen Maßnahmen sind anders. Sie zielen bei der Komplementärmedizin einzig und allein darauf, die Selbstheilungskräfte des Organismus zu stärken und das Regulations-vermögen zu optimieren. Medicus curat, natura sanat (der Arzt behandelt, die Natur heilt), haben vor Paracelsus bereits die altgriechischen Ärzte beobachtet. Mit Natur ist hier nicht eine außerhalb des Organismus befindliche Instanz gemeint, die heilsam auf den Patienten wirkt, im Sinne, ich gehe in die Natur hinaus, das tut gut und vielleicht finde ich eine Pflanze, die mich heilt: Das ist Schulmedizin. Mit Natur sind einerseits die natürlichen Vorgänge in unserem Organismus gemeint, die eingebettet sind in die Gesamt-Natur der Erde und des Universums. Andererseits ist jedoch damit auch unsere subjektive Natur angesprochen, unser Selbst, in einem ganzheitlichen, nicht teilbaren Sinne der Selbstverantwortung.

Die schematische Darstellung Abbildung 7 der Schmerzverarbeitung im ZNS zeigt, dass bei Schmerzhemmung u.a. Serotonin als unterdrückende (inhibitorische) Transmittersubstanz wirksam wird. Ein Arzt, der die Patientin nicht ernst nimmt, ihre Schmerzen als rein psychogen bedingt «disqualifiziert», mit ihr nicht in Resonanz steht, wird durch seine negative Haltung ein Unwohlsein in der Patientin erzeugen, was eine Hemmung der Serotonin-Ausschüttung bewirkt. Das kennen wir aus der Depressions-forschung. Dies bewirkt eine verminderte Schmerzhemmung, also eine Schmerzverstärkung. So hat es der Arzt durch seine Einstellung in der Hand, einen derartigen Teufelskreis anzustoßen oder zu verhindern.

Wir sind damit mitten drin in der praktischen Anwendung von Psychofonie. Das Therapeutikum kommt – wie Sie nun bereits wissen – vom Patienten selbst in Form seines vertonten EEGs, die Therapie macht ausschließlich der Patient durch Abhören seines Ur-Geräusches, seiner Hirnstrom-Klänge. Dabei wird sein vegetatives Nervensystem in seiner Ganzheit beschallt. Das Vegetativum ist die Transformationsinstanz, welche unsere persönlichen Eigenheiten, unsere Art von Denken, Fühlen und Handeln in Körper- und Organfunktionen übersetzt. Demnach repräsentiert das vegetative Nervensystem die unbewusste, autonome Natur des Menschen. «Natura sanat» bezieht in diesem Sinne das Vegetativum zentral mit ein. Das Vegetativum ist die natürliche, körperlich innewohnende heilende Instanz. Die Psychofonie-Methode heilt die Patientin mithin durch diese selbst. Nur in diesem Sinn darf von Heilung gesprochen werden, im Sinne der Selbstheilung. Sie wird durch Psychofonie angeregt und nachhaltig unterstützt. Unsere Erhebungen haben gezeigt, dass ein und dieselbe Psychofonie durchschnittlich über zwei Jahre lang abgehört wird. Und nicht wenige greifen später, unter veränderten Lebensumständen wieder auf ihr «Musikament» zurück.

Vergleichen wir Psychofonie mit anderen Therapien, so besteht ein wesentlicher Unterschied. In den meisten anderen Therapieformen, auch in der komplementärmedizinischen Behandlungen, ist der Patient abhängig vom

Geschick des Arztes oder der Therapeutin und von Fremdinformation, mit welcher der Organismus des Patienten konfrontiert wird.

In der *Homöopathie* sind es die homöopathischen Arzneien, die vom Arzt, ausgewählt werden aufgrund seiner Interpretation der umfangreichen Patienten-Befragung und aufgrund der Hahnemann'schen Regeln. Der Patient ist abhängig vom Wissen und Geschick des Arztes das richtige Mittel zu finden, was dann im besten Fall einen durchschlagenden Erfolg auf der körperlichen, psychischen und geistigen Ebene mit sich bringt. Das Homöopathikum repräsentiert dabei die Pathologie und Eigenart des Patienten, ist jedoch nach dem Simile-Prinzip natürlichen Substanzen entnommen, welche auf eine bestimmte Art und Weise zubereitet werden (Verdünnen und Potenzieren), wie sie in der Natur nie vorkommen. Es besteht eine vollkommene Abhängigkeit des Patienten gegenüber dem Arzt und der Fremdinformation im Homöopathikum.

Auch bei der *Akupunktur* besteht eine Abhängigkeit vom Wissen und Geschick des Arztes, der seinen Nadeln in die Patientin steckt. In der *Neuraltherapie* wird zur Behandlung des Vegetativums ein Lokalanästhetikum in die Interzellularsubstanz gespritzt. In der *anthroposophischen* Medizin wählt der Arzt Arzneien aus, gemäß seinem Wissen über die Vorgänge im Organismus nach anthroposophischer Leseart, wobei es sich um natürliche, häufig auch homöopathisierte Mittel, also Fremdinformation, handelt. In der *Bioresonanz*-Therapie wird mit elektromagnetischen Wellen bestimmter Frequenz wie auch Farben und Töne auf den Organismus apparativ eingewirkt, wobei das Frequenzspektrum nach Resonanz-Prinzipien am Patienten ausgetestet werden muss. Bei genauerem Zusehen denkt der Physiker, dass hier nicht der Apparat, sondern die fremde Bedienungsperson resonanzfähig ist, handelt es sich doch um für physikalische Messungen oft untaugliche Scheinapparaturen. Auch in den diversen *psychotherapeutischen* Maßnahmen hängt der therapeutische Erfolg maßgeblich von der Führung durch die Therapeutin ab.

Bei den meisten Therapieformen wird der Patient durch Fremdinformation, d.h. Fremdbewusstsein behandelt: durch Medikamente, Stiche, Schwingungen, in der Körpertherapie durch Fremdberührung, in der Psychotherapie durch das Wort des Therapeuten. Je weniger Resonanz zwischen der Information resp. dem Bewusstsein des Therapeutikums und dem des Patienten besteht, desto weniger therapeutisch wirkt es. Dies geht soweit, dass die allopathischen Medikamente der Schulmedizin, welche in der Regel in großer Dissonanz zum Organismus stehen, diesen überlisten müssen, damit er ihnen gehorcht. Dies gelingt nur deshalb, weil die biochemische Auswirkung des Medikaments, mit welcher die Krankheitssymptome unterdrückt werden, stärker ist als die Äußerung der Heilreaktion. Hier wird ein «Machtkampf» zwischen Medikament und Heilreaktion inszeniert, die zugunsten des allopathischen Medikamentes ausgehen muss, um die erwünschte medikamentöse Wirkung zu erzielen.

Für die kommenden *Gen-Therapien* fehlen noch die Erfahrungen. Was passiert, wenn mit Gen-Scheren Fehler im Erbgut ein für alle Mal korrigiert werden können? Wie verhält sich das Vegetativum, wenn es plötzlich nicht mehr mit der ererbten Krankheit zu arbeiten hat? Wird die Unterstützung durch die Audioregulationstherapie als Abfederung dienen? Wir kennen Ähnliches aus der Migräne: Ist der Patient plötzlich migränefrei, kann er aus der Rolle des Migränepatienten fallen, mit der er sich Jahrzehnte lang arrangierte. Der Übergang in eine gesunde Zeit kann schwierig sein und allerlei Ersatzsymptome zeitigen, die ihrerseits behandelt werden müssen. Psychofonie kann helfen, rascher zur eigenen Mitte zurückzufinden.

Wenn wir von einer lebens- und menschenkonformen Zukunftsmedizin verlangen, dass sie, nach Möglichkeit, minimal invasiv sein soll, dass sie eine möglichst geringe Toxizität aufweist, dass die Information, die in den Organismus einfließt, möglichst an den Patienten angeglichen ist, dass eine möglichst hohe Affinität resp. Resonanz besteht zwischen dem Patienten und seinem Therapeutikum, dass also möglichst wenig Fremdbewusstsein als Therapeutikum wirken soll, dann steht die Psychofonie sehr gut da. Kennzeichnend für die Zukunftsmedizin ist die Individualisierung der Therapie: Je höher der Individualisierungsgrad der Therapie, desto akzeptierter von den Patienten und vor allem umso erfolgreicher wird sie sein. Der Patient kann sich nur durch sich selbst heilen. Heilung durch sich selbst sollte das Motto für die Zukunftsmedizin sein.

Wir beschreiben hier eine Medizin, welche den Menschen und nicht seine Krankheit in den Mittelpunkt der Aufmerksamkeit setzt und welche dem hippokratischen Leitsatz «nihil nocere» (niemandem zu schaden mit der Medizin, die man betreibt) verpflichtet ist. Dies beinhaltet nicht nur das Weglassen giftiger Substanzen oder unverantwortlicher Vorgehensweisen; es beinhaltet vor allem den Respekt gegenüber dem kranken Menschen, dass er ernst genommen wird in seinen pathologischen Äußerungen, die – man kann es nicht oft genug sagen – seine individuelle Form von Heilreaktion sind. Wenn wir als Ärztin oder Therapeut den Patienten in seiner Ganzheit respektieren, namentlich auch seine Krankheitsäußerungen, die wir demzufolge nicht unterdrücken sollten, sondern als Leitschiene zur Stärkung der Selbstheilungskräfte des Organismus verstehen, wenn wir den Patienten derart zu respektieren beginnen, dann hat er die Möglichkeit, sich selbst zu respektieren, sein Leid anzunehmen, was Voraussetzung für Heilung ist. In der Arzt-Patienten-Begegnung kann dieser Selbstrespekt des Patienten geboren werden, ohne den keine Therapie zum Erfolg führt. Und geben wir als Arzt oder Therapeut dem Patienten Psychofonie in die Hand, was ihn zu einer fortlaufenden therapeutischen Selbstbegegnung führt, findet eine ungeheure Verstärkung der eigenen Ressourcen statt. Eine achtbare Aufgabe fürwahr für die Ärztin, den Therapeuten, eine Notwendigkeit auch für die Leidenden.

Die therapeutische Selbstbegegnung
im Psychofonie-Hören

Was bedeutet *therapeutische Selbstbegegnung* im Zusammenhang mit Psychofonie? Dazu möchten wir zuerst etwas über die Wirkungsweise verdeutlichen, dann über die anatomischen und funktionellen Voraussetzungen, welche Psychofonie ermöglichen, um dann daraus das Phänomen der therapeutischen Selbstbegegnung abzuleiten durch Argumente, die in einem Begründungszusammenhang mit der ärztlichen Praxis sind.

Wie erwähnt, das individuelle *Patienten-EEG* dient als Grundlage für die Psychofonie. Aus dem EEG kann ungeheuer viel heraus gelesen werden. Zunächst sind die Abweichungen von einer definierten Norm ablesbar. Dabei dient das EEG diagnostischen Zwecken, da üblicherweise bei uns Krankheit als Differenz zu einer Norm definiert ist. Es können aus dem EEG jedoch auch persönliche Merkmale abgelesen werden im Sinne einer Beschreibung der Einzigartigkeit des Patienten: das Hirnstrombild als Fingerabdruck. Dazu bringt das limbische System, das die emotionale Tönung der Erlebniswelt erzeugt, seine Muster in das EEG ein. Um die Psychofonie, deren Ziel die Regularisierung des Vegetativums ist, zu verstehen, müssen wir insbesondere die regulatorischen Zentren des vegetativen Nervensystems im EEG betrachten. Dazu müssen wir den Verlauf der Hörbahn und deren Vernetzung im Gehirn berücksichtigen, da die Informationen in Psychofonie über Klangfolgen vermittelt werden. Und da insbesondere Schmerzzustände mit der Psychofonie behandelt werden, ist der Verlauf der Schmerzbahn im Hirn von Interesse, wobei das Schmerzempfinden ebenfalls vegetativ moduliert wird.

Wir alle kennen aus eigener Erfahrung die Auswirkung von Klängen, Musik, Geräuschen und Lärm auf unseren Organismus. Sie reicht von Ergriffenheit bis Abscheu, von Langeweile bis hin zu gespanntem Zuhören, je nach momentaner Befindlichkeit und je nach individueller Bevorzugung von Musikstilen. Für die Rezeption ausschlaggebend sind vegetative Stimmungen

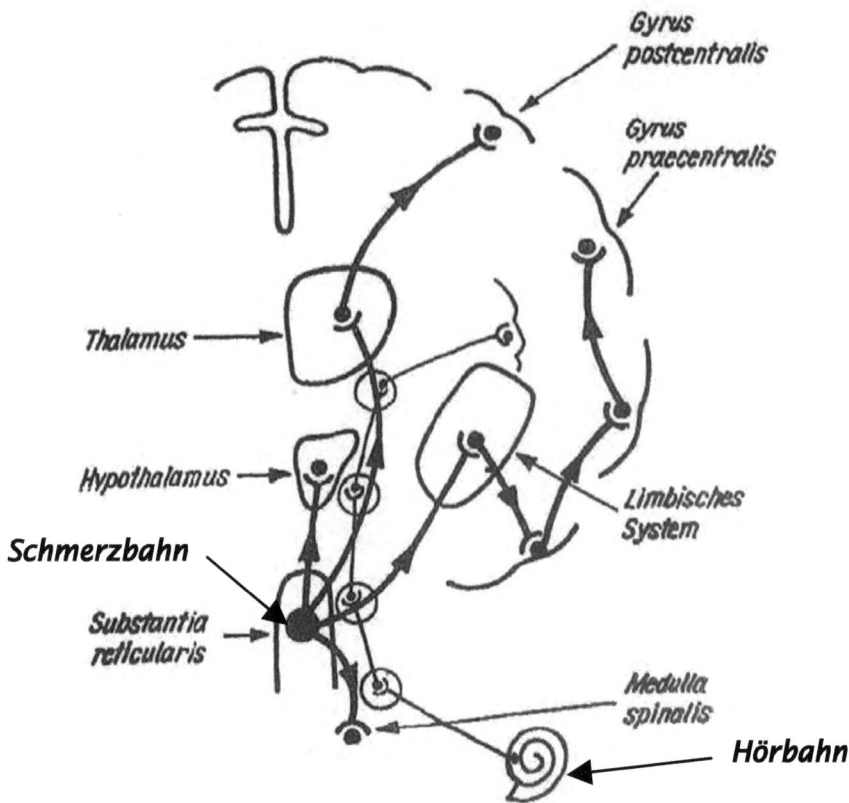

Abbildung 38 Die anatomische Grundlage der Psychofonie-Wirkung besteht nach H.-G. Trzopek[1] im weitgehend parallelen Verlauf der Hörbahn mit der afferenten Schmerzbahn, in mehrfacher Umschaltung und Wechselwirkung beider, von den reflektorischen bis zu den affektiven Zentren.

und Reaktionsmuster, wozu die Hörbahn in enger funktionaler Beziehung zu den regulatorischen Zentren des Vegetativums stehen muss. Tatsächlich verläuft die Hörbahn vom Ohr zur Verlängerung des Rückenmarks im Hirnstamm, wo die Reflexzentren der Hörbahn liegen. Im Hirnstamm lokalisieren sich auch diejenigen Störungen der Nervenerregung, die u. a. zu Migräne, chronischen Schmerzen und neurovegetativen Erkrankungen führen. Reize, wie zum Beispiel akustische Signale, die im Hirnstamm ankommen, geben ein Aufmerksamkeitssignal an das Großhirn weiter, was erhöhte Aufmerksamkeit bewirkt. Weiter führt die Hörbahn zum Thalamus, dem Tor zum Großhirn. Alle Sinnesnerven und Sinnesreize führen durch diese Pforte.

Bei den Migränikern ist im *Thalamus* eine Dysfunktion zu verorten, indem die gestörten Thalamusreaktionen den Denkapparat durch zu viele Sinnesinformationen überfordern, was zur Migräne führen kann. Der Hörnerv berührt auch den Hypothalamus, ein Anhängsel des Thalamus. Er dient als Kommandozentrale zur Steuerung des autonomen Nervensystems: Magen-Darm-Tätigkeit, Kreislauf, Atmung, Temperatur, Immunreaktionen etc. werden über den Hypothalamus reguliert. Damit eng verbunden ist die Hypophyse, die Hirnanhangdrüse, welche die gesamte hormonelle Regulation im Organismus koordiniert. In dieser Hirnregion wird ebenfalls der Schlaf/Wach-Rhythmus, das Ess- und Trinkverhalten, die sexuellen Funktionen, die Stressreaktionen, das Gleichgewicht zwischen Lust und Unlust, Euphorie und Depression geregelt. Damit sind wir bereits im limbischen System, das zwischen Hirnstamm und Großhirn liegt und funktionell eng mit Thalamus und Großhirn in Beziehung steht. Neben dem Lust- und Unlustzentrum finden wir hier die Funktionsregulation für das Gefühlsleben, die Emotionen, den Affekt. Zusätzlich zur Stimmung steuert das limbische System das Gedächtnis und das Lernen und alles, was mit Motivation zusammenhängt. Bereits oben ist erwähnt, dass Abermillionen Bits pro Sekunde durch den Thalamus rauschen, aber davon nur 40 Bits pro Sekunde wahrgenommen werden. Auch diese Auswahl trifft das limbische System.

Ein Teil des *limbischen Systems*, der Hippocampus, hat zudem die Aufgabe, das Lernen und das Gedächtnis zu lenken. Hier verlässt die Hörbahn das Mittelhirn, um durch das Großhirn zur Hörrinde der grauen Hirnsubstanz zu gelangen, wo die akustischen Signale analysiert und zugeordnet werden. Die emotionale Tönung erhält die Musik demnach durch die Interaktion der Hörbahn mit dem limbischen System. Auch die Schmerzbahn steht in enger funktioneller Beziehung zu den erwähnten Zentren, wobei im Thalamus die Schmerzreize gestoppt oder zum Großhirn durchgelassen werden. Der Thalamus ist somit nach dem Hinterhorn des Rückenmarks die zweite Instanz zur Schmerzregulation. Wie das Hinterhorn vermag der Thalamus hemmende Schmerzimpulse zum Stammhirn zu senden, da hemmende Nervenbahnen vom Thalamus zum Hirnstamm führen. Diese vermögen die Schmerzschleusen zu öffnen oder zu schließen. Wir nennen dies das Gate-Control-Prinzip, welches ebenfalls durch das Vegetativum gesteuert wird und bei chronischen Schmerzzuständen von Bedeutung ist.

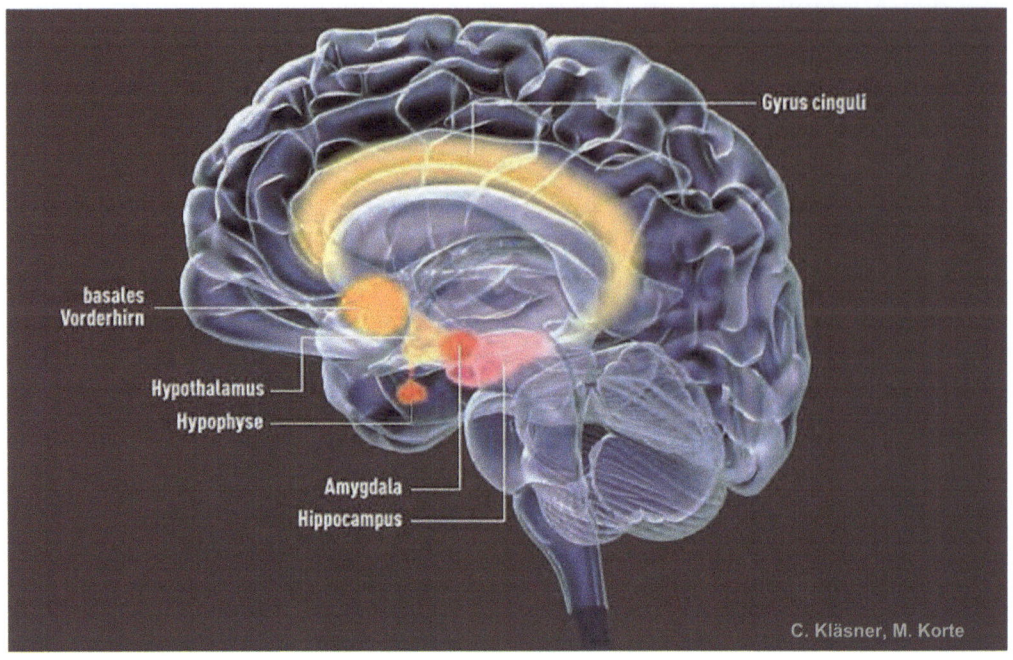

Im Bild beschriftet: Gyrus cinguli, basales Vorderhirn, Hypothalamus, Hypophyse, Amygdala, Hippocampus, C. Kläsner, M. Korte

Abbildung 39   Limbisches System (Gyrus cinguli, Amygdala und Hippocampus) [2]

Im Verarbeiten eines Hörreizes, namentlich in seinem Fortschreiten von den reflektorischen Zentren zu den Kernen des Hirnstamms, des Thalamus und des limbischen Systems finden viele Interaktionen statt. Das beginnt bei der unbewussten vegetativen Regulation und mündet in die emotional-psychologische Wahrnehmung.

Sie können sich jetzt besser vorstellen, weshalb es bei der Psychofonie zur *therapeutischen Selbstbegegnung* kommt. Die erwähnten regulatorischen Zentren des Vegetativums steuern zusammen die körperlichen, psychischen und geistigen Funktionen. Wenn wir ein EEG aus diesen Zentren ableiten, dann haben wir in diesem EEG die wesentlichen Informationen der Gesamtpersönlichkeit in ihrer Grundbefindlichkeit. Diese vom Patienten durch ein EEG entnommenen Informationen, welche in der Hirnstromkurve gespeichert sind, werden eins zu eins, d. h. ohne Zugaben, in akustische Signale umgesetzt. Ohne Zugabe heißt, dass keine Fremdinformation in der Psychofonie vorhanden ist, sondern nur Eigeninformation des Patienten. Diese Klänge hört sich die Patientin regelmäßig ab. Obgleich folgendes eine nicht notwendige Bedingung ist, empfehlen wir den Patienten/-innen, das EEG zum *Zeitpunkt relativer Freiheit von Beschwerden* und Schmerzen abzunehmen. Ist der Patient beschwerdefrei, so sind die regulatorischen Zentren des vegetativen Nervensystems und somit das Gesamtvegetativum stabil. Der Patient fühlt sich wohl. Diese Information des Wohlseins, der Stabilität, gibt sich der Patient durch das Abhören über die Hörbahn an die Zentren zurück, von welchen das EEG abgenommen wurde. Diese Zentren erkennen diese Signale als Eigeninformation, worauf sie fortlaufend integriert werden. Dies geschieht über Lernprozesse.

Das *Stabilitätsmuster* im EEG ist Träger der Informationen der stabilen regulatorischen Zentren und wird durch das Abhören zu einem *Lernprogramm* eben dieser Stabilität. Dieses Lernprogramm ist ein therapeutisches Programm, da es die Information der Stabilität und des Wohlseins speichert, vermittelt und in die entsprechenden Hirnzentren zurückführt. Zur Selbstbegegnung kommt es, weil die Informationen vom Patienten selbst stammen und er infolgedessen durch das Abhören eine Spiegelung seiner Wesensart und seiner Befindlichkeit erfährt. Da die Resonanz hochgradig ist und da die Information Wohlsein beinhaltet, wird sie in den allermeisten Fällen vom Organismus schnell akzeptiert, auf der körperlichen, psychischen wie auch geistigen Ebene.

Dies ist daran erkennbar, dass die Anwender meist schon nach kurzer Zeit äußern, sie wären während oder nach dem Abhören von Psychofonie entspannter, gelassener, zufriedener, distanzierter zu den Alltagsbelastungen, innerlich zentrierter und harmonischer, mit besserer Schlafqualität, mit stabilerem Immunsystem, mit verbesserter Konzentration und Gedächtnisleistung. Eine Patientin hat es so ausgedrückt: «*Als ich meine Psychofonie zum ersten Mal hörte, war dies für mich wie ein nach Hause kommen.*»

Weshalb ist diese Art der Selbstbegegnung therapeutisch? In der Arzt-Patienten-Beziehung gibt es eine sehr grundsätzliche Ebene, nämlich die der Begegnung zwischen Patient und Arzt resp. Therapeut und umgekehrt. Diese Begegnung ist der Anfang eines Weges, der zu einem definierten Ziel führen soll, nämlich der «*Heilung*». Begegnung, Zielvorgabe, gemeinsamer Weg dahin, das ist die Grundkonstellation jeder Arzt-Patienten-Beziehung.

Diese Form von Begegnung ist eine Grunderfahrung, für den Arzt wie auch für den Patienten. Da die Gesundheit nicht etwas ist, das sich außerhalb des Kranken befindet, sondern in ihm selbst, muss infolgedessen der Arzt, als Repräsentant der Gesundheit, den Kranken vom Arzt weg, hin zum Patienten, zu seinen eigenen gesunden Anteilen führen. Dies ist seit Urzeiten der therapeutische Weg und die wichtigste und vornehmste Aufgabe des Arztes.

Die Rückbesinnung auf den unversehrten Teil im Patienten verschiebt die Gewichtung von der Krankheit zur Gesundheit, welche gestärkt werden soll. Es geht hier nicht mehr darum, die Erkrankung zu bekämpfen, gegen etwas anzugehen, das zu einem selbst gehört, sondern die gesunden Anteile ins Zentrum der Aufmerksamkeit zu rücken, an ihnen zu arbeiten und derart zu ertüchtigen, dass der kranke Beitrag sich zurückbildet und unter Kontrolle gehalten werden kann.

Sie erinnern sich: Wir sind nie 100 % gesund, wie wir auch nie 100 % krank sind. Dieses Prinzip gilt selbst für schwerste Erkrankungen, wie wir es oft bei den sogenannten Spontanheilungen sehen. *Den Patienten zur Begegnung mit seinen eigenen heilen Teilen zu führen und diese derart wachsen zu lassen, dass die vitale Energie dieser Teile die Dominanz der krankmachenden Energie zu brechen vermag – dies ist der Königsweg der Medizin.* Die Begegnung des Leidenden mit seinem noch heilen Teil führt ihn in die Befreiung aus dem Kerker der Schmerzen und Belastungen. Darum ist die *Selbstbegegnung durch Psychofonie* therapeutisch: Die Psychofonie vermag die heilen Teile in Form eines Klanggebildes zu speichern, das durch repetitives Abhören zum erwünschten Erfolg führen kann, indem der heile Anteil nach und nach durch das unermüdliche Abhören dieser Heil-Klänge gestärkt, reintegriert und in den erwähnten Mittel-Zwischenhirnfunktionen, welche die Gesundheit steuern, zum dominierenden Faktor wird.

Die Psychofonie hat noch eine weitere, ergänzende Funktion und Eigenschaft. In der Psychofonie des Patienten finden wir die in die Hirnrinde projizierten elektrischen Potenziale der regulatorischen Zentren des Vegetativums, die in Klangmuster transponiert sind, wie wir bereits mehrere Male erwähnt haben. Diese elektrischen Potenziale beinhalten *Informationen über die Eigenheiten des Vegetativums* des Patienten, jedoch auch über den Bauplan und die Funktion des vegetativen Nervensystems. Wir haben gesehen, welch komplexe Aufgaben das Vegetativum zu leisten und zu erfüllen hat. Das Vegetativum birgt in seinem Innersten die Achse zwischen Körper und Geist. Das Vegetativum repräsentiert das Wunder des Lebens und der Schöpfung.

Und es repräsentiert die Metamorphose, die Transformation der Befindlichkeit in Organfunktionen, d. h. die Dynamik des Lebens. All die Informationen über dieses Geheimnis der Schöpfung, über dieses reale Wunder (sonst würden wir nicht leben), finden wir in der Psychofonie. Neben der individuellen Tönung des Vegetativums sind auch diese allgemeinen Informationen darin enthalten. Jetzt stellen Sie sich vor, dass Sie mehrmals täglich mit dem Inhalt eines Wunders konfrontiert werden, mit diesem realen Vegetativum, das auf engste Weise mit Ihrer Existenz verbunden ist: Zuerst werden Sie bezaubert sein von diesem Mirakel. Dann wirkt allmählich die Kraft dieser Lebensachse auf Sie ein. Das gibt Ihnen Selbstvertrauen sowie die Gelassenheit und Sicherheit gegenüber Ihren verschiedenen Belastungen, sodass Sie mit der Zeit keine kompensatorischen Symptome mehr brauchen, da die Lebenskraft, die mit dem Vegetativum verbunden ist, wieder als Ihr Kraftzentrum zu wirken beginnt. Wie wir es zum Beispiel beim Kleinkind sehen, wie es sich durchsetzt. *Sie verbinden sich mit der Kraft dieses Wunders*, da Sie in hoher Resonanz stehen mit dem Inhalt der Psychofonie. Hier sehen Sie erneut, wie wichtig es ist, dass das Therapeutikum in maximaler Resonanz zu Ihnen wirkt, mit möglichst wenig Fremdinformation darin.

Sie werden jetzt vielleicht einwenden, dass es viele Patienten gibt, die chronisch unter Schmerzen leiden oder unter einer chronischen Depression. Bei diesen könne die Psychofonie nicht gemacht werden, da sie nie in einem stabilen Zustand seitens des Vegetativums seien. Ideal wäre die Abnahme des EEG in einer soliden Verfassung. Wir standen in unserer praktischen Tätigkeit immer wieder vor diesem Dilemma. Wir haben es trotzdem vielmals versucht und feststellen können, dass auch unter diesen, erschwerten Bedingungen die Psychofonie zum Erfolg führte. Vielleicht dauerte es länger, aber gelungen ist es trotzdem. Die Erklärung dazu ist hypothetisch: Wir haben erwähnt, dass bei niemandem das Vegetativum zu 100 Prozent krank sei. In einem solchen Worst Case könnte der Organismus nicht mehr funktionieren. Wir kommen also mit einem weitgehend intakten vegetativen Nervensystem zur Welt, das unser Leben gewährleistet. Wir haben allerdings konstitutionelle Unterschiede in der Stabilität des Vegetativums. Der Astheniker zum Beispiel leidet seit der Geburt unter einem labilen Vegetativum, trotzdem sind alle seine Körperfunktionen normal, dank eines gesunden Anteils des Vegetativums.

Kleine Veränderungen erlebt der Astheniker mit großer Wirkung. Die gegenteilige Konstitution ist sehr tolerant gegenüber starken Änderungen. Bei beiden sind die Grundfunktionen der Organe jedoch gleich stabil.

Weitere Beeinträchtigungen erfährt das Vegetativum im Laufe der Lebensgeschichte, durch Belastungen aller Art, die chronisch wirken können, seien es chronische Erkrankungen, Toxine, Noxen, dysfunktionale Denk-, Gefühls- und Verhaltensmuster, Psychostress, und Ähnliches. Dies ist der angelernte Anteil der vegetativen Instabilität. Was gelernt werden kann, kann auch verlernt oder mit anderen Lerninhalten besetzt werden. Des Weiteren haben wir die vegetative Labilität als Ausdruck der Tagesform, zum Beispiel wegen zu wenig Schlaf, Verdauungsstörung wegen eines schlecht verträglichen Nahrungsmittels, Klimaeinflüssen, aber auch durch schwierige Prüfungssituationen und so fort. Unserer Erfahrung nach scheinen wir in der Psychofonie vor allem die angeborene Stabilität, die *Kernstabilität des Vegetativums*, zu stärken. Sie vermag die Instabilität durch erworbene Noxen und durch Tagesbelastungen abzuschwächen oder zu verdrängen. Somit gibt es *keine Kontraindikationen für die Psychofonie*, außer Erkrankungen in den Hirnarealen, von welchen wir die Psychofonie herleiten, oder Erkrankungen beider Ohren oder der Hörnerven, mit denen wir die Psychofonie empfangen.

Psychofonie als Lerntherapie

Die Psychofonie ist ein *Lernprogramm*. Bei dessen Anwendung findet eine Lerntherapie statt. Lerntherapien sind im Rahmen von Verhaltenstherapien in der Psychotherapie wohlbekannt. Man findet sie auch in den Neurokonditionierungs-Verfahren von Biofeedback. Bei diesen Therapien geht es darum, physiologische *Fehlfunktionen umzuprogrammieren*. Wie werden diese Funktionsstörungen programmiert, die sich dann als neurovegetative Dysfunktion manifestieren? Sie entstehen als Resultat eines Lernvorgangs. So wie man sich Gewohnheiten antrainiert, zum Beispiel vor dem Essen die Hände zu waschen, oder nachher die Zähne zu putzen, so stellt man sich auch diese Störungen als Ergebnis ungünstiger Lernprozesse vor. Niemand behauptet, Sie hätten sich Ihre Migräne oder Schlafstörung antrainiert. Sie haben jedoch im Laufe Ihres Lebens Verhaltensmuster entwickelt, die Ihren Organismus unter Stress bringen. Je nach ihrem konstitutionellen Schwachpunkt reagiert Ihr Körper auf diese oder jene fatale Weise darauf.

Jeder kommt mit einem *konstitutionellen Schwachpunkt* zur Welt, an dem sich jeweils die Belastungen als Krankheit manifestieren. Es handelt sich in dieser Hinsicht um ein Lebensthema, das uns das Leben hindurch begleitet und uns als Indikator für die Belastungsgrenze dient. Die angelernten Verhaltensmuster, die zu Fehlfunktionen führen, sind mit Erziehung seitens der Umgebung, mit eigenen Lernprozessen und vor allem mit individueller Interpretation von Realität entstanden. Bei Migränikern beobachten wir häufig diese Verhaltensweisen: Sie zeigen einen Drang, an sich selber immer höchste Ansprüche zu stellen. Sie üben sich in Perfektion in allen Lebenslagen. Auf Leistungsdruck reagieren sie mit Versagensängsten, verbunden mit Aggressionshemmung. Aus dieser Grundhaltung entsteht eine Dauerspannung, die sich in erhöhter Alarmbereitschaft des sympathischen Nervensystems mit gleichzeitiger Blockierung des Parasympathikus äußert. Sie produziert im Stammhirn eine erhöhte Reaktionsbereitschaft der Neuronen, was aus nichtigem Anlass zu einem neuronalen «Gewitter» mit unkontrollierter Entladung der Nervenzellen führen kann.

Bei *Migränikern* konnten solche Erregungszentren im Stammhirn während eines Anfalles bildlich dargestellt werden.[3] Auslöser des Neuronen-Gewitters können harmloser Natur sein: eine unpassende Bemerkung, Übermüdung, Schlafmangel, Wetterwechsel, anstrengende Arbeit, Hormonwechsel, gewisse Nahrungsmittel. Sie setzen jedoch ein spezifisches Reaktionsmuster der Neuronen in Gang, was zur Migräne führt. Wenn eine Patientin migränefrei ist, ist das Erregungspotenzial relativ tief und stabil. Das Muster dieses robusten Zustandes nimmt die Psychofonie auf und gibt es mit Klängen repetitiv an den Hirnstamm zurück. Wenn wir dem Gehirn immer wieder dieselbe Information anbieten, integriert das Hirn diese Botschaft als Lerninhalt und speichert ihn im Gedächtnis. Wie man aus eigener Erfahrung weiß, kann das Gedächtnis wiederholt abgerufen werden.

Mit der Psychofonie rufen wir mindestens drei Mal pro Tag während etwa zehn Minuten immer dasselbe Klangmuster ab. Dabei entsteht im Gehirn ein spezifisches neuronales Netzwerk, ein Programm, welches der funktionellen Dynamik dieser Information entspricht. Natürlich bestand bereits vorher eine ähnliche Vernetzung, die jedoch im Falle des Migränikers zu chaotischen Entladungen bei entsprechenden Auslösern geführt hat. Die Psychofonie regularisiert dieses Chaos. Die Auslöser treffen auf ein verändertes Netzwerk, das bei Aktivierung mit funktioneller Ordnung zu reagieren beginnt. Der sogenannte Migräne-Generator, also das erwähnte Areal mit der entgleisten neuronalen Aktivität, wird verdrängt und abgebaut. Dies passiert in einem individuell angepassten Veränderungsprozess, dessen Dauer sehr unterschiedlich sein kann.

Es gibt, um weiter am Beispiel der Migräne zu bleiben, Patienten, welche bereits nach wenigen Wochen eine Abnahme ihrer Beschwerden feststellen, andere erst nach Monaten. Es hat seine Bewandtnis mit diesen unterschiedlichen Tempi. Wir haben Patienten erlebt, die nach einer allopathisch medikamentösen Migräne-Kur, nach einem plötzlichem Verschwinden der Migräne, depressiv, psychotisch oder hysterisch entgleist sind oder eine körperliche Krankheit entwickelt haben. Wir haben daraus gelernt, wie problematisch es sein kann, Symptome zu beseitigen, wenn sich hinter ihnen eine latente Erkrankung verbirgt. Und je hartnäckiger ein Krankheitssymptom sich allen therapeutischen Bestrebungen widersetzt, um so wichtiger ist es, ein adäquates Gleichgewicht im Organismus aufrecht zu erhalten. Darum kann in der Psychofonie die Therapie-Dauer sehr unterschiedlich ausfallen. Was aber mit der Psychofonie nie passiert, ist eine Unterdrückung der Migräne-Symptome. Hier wird eine inadäquate Antwort des Vegetativums durch Lernprozesse verändert, nicht unterdrückt.

Darum treten bei dieser Therapie auch keine Nebenwirkungen auf. Es gibt allerdings Wirkungen, die über die Schmerzbefreiung hinaus gehen. Diese entsprechen den Reaktionen eines stabilen Vegetativums: vermehrte körperliche, psychische und geistige Ausgeglichenheit, erhöhte Belastungstoleranz, Rückkehr der Schlafqualität, Stabilisierung des Immunsystems, Erhöhung des Energie-Niveaus. Zudem sprechen unter der Psychofonie alle übrigen Therapien irgendwelcher Art besser und schneller an. Wahrscheinlich ist dies im Zusammenhang mit dem Abbau vegetativer Blockaden zu sehen, die sehr häufig als Therapiehindernisse wirken. Unseres Erachtens sind die stabilisierenden Wirkungen die Hauptwirkungen der Psychofonie. Das Verschwinden der Symptome durch Psychofonie ist eine Folge der Verbesserung des Allgemeinzustandes der Betroffenen. Und dazu kommen die geistigen Auswirkungen, die bereits bei den Grundlagen der Psychofonie erwähnt sind: die Effekte der therapeutischen Selbstbegegnung, der Begegnung mit dem Wunder des Vegetativums als Achse zwischen Körper und Geist, und die Resonanzen der spezifischen Töne. Diese letztgenannten Wirkungen sind sehr individuell, können überaus tief greifend sein, wobei ihr Auftreten von verschiedenen Faktoren abhängt, namentlich davon, ob man die sich anbahnenden Veränderungen zulässt oder nicht.

Die Indikationen der Psychofonie

Es ist immer wieder eindrücklich zu sehen, wie bei der Anwendung der Psychofonie alte, verdrängte Inhalte des Gedächtnisses ins Bewusstsein kommen. Das kann zur Befreiung von diesen belastenden und blockierenden Erlebnissen führen. Wir haben oft beobachtet, wie sich die Folgen von Traumata, die sich als Krankheit äußern, auflösen. Für solche Prozesse muss man innerlich bereit sein, um sie zuzulassen. Vielleicht ist dies einer der Gründe, weshalb die Psychofonie in etwa 20 % der Anwendungen nicht anspricht. Diese Anwenderinnen verspüren keine Auswirkungen der Psychofonie, weder auf der Ebene ihrer Symptome, derentwegen sie die Psychofonie abhören, noch auf der Gesamtbefindlichkeit. 80 % geben an, dass sich bereits bald nach Beginn der Psychofonie-Nutzung eine erfreuliche Reaktion einstellt. Während des Abhörens spürten sie eine tiefe Entspannung. Allgemein fühlten sie, mit dem Lauschen auf Psychofonie würden sie für sich etwas Gutes tun.

Die 20 % spürten auch nach monatelangem Abhören ihrer Hirnstrom-Klänge nichts von alledem. An der Methode kann es nicht liegen – die Erfolgszahlen zeigen es. Woran ist es dann zurückzuführen? Wir wissen es noch nicht. Einen möglichen Grund habe ich bereits erwähnt: nicht zulassen einer Veränderung. Wir haben oben gezeigt, wie vorsichtig hartnäckige Symptome behandelt werden müssen. Eine noch schlimmere Krankheit könnte sich dahinter verbergen.

Dies kann zu einer starken, unbewussten *Abwehrhaltung* gegenüber dem Angriff auf ein solches Symptom führen. Ein erfahrener Arzt erlebte, dass Klienten Abscheu empfunden hatten beim Abhören ihrer Hirnstrom-Klänge. Diese Patienten hatten sehr große Mühe mit der Selbstakzeptanz. Die Psychofonie führt zur Selbstbegegnung, was diese mit der Ablehnung gegenüber ihrem «Spiegelbild» auf vegetativer Ebene abgewehrt haben. Zwar ist es ein ein eher seltener Grund des Therapie-Versagens. Häufiger noch fallen Störfaktoren ins Gewicht, welche einen noch größeren Stress hervorrufen und das Vegetativum blockieren, wogegen die Anti-Stress-Wirkung der Therapie nicht ankommt. Diese Stör-faktoren (Bild 40) müssen in einem solchen Fall eruiert und abgebaut werden, wonach die Psychofonie wieder wirksam werden kann. Solche vegetativen Blockaden werden in der Regel durch die genannten Belastungen bewirkt.

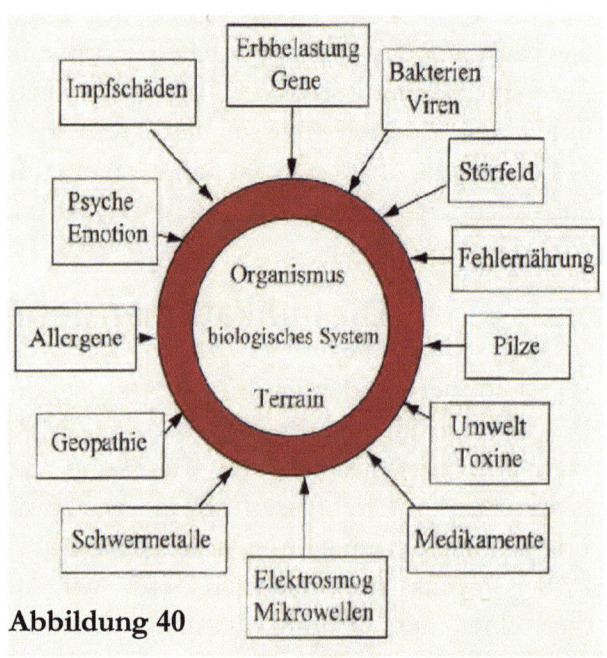

Abbildung 40

In Abbildung 41 unten sehen Sie die aus langjähriger Erfahrung erhärteten Hauptindikationen[4] für die Psychofonie. Es handelt sich bei all diesen Erkrankungen um *neurovegetative Störungen*, welche stark in die Gesamtbefindlichkeit des Menschen eingreifen und oft eine schlechtere Lebensqualität hervorrufen als unter Kontrolle stehende organische Erkrankungen.

**Kopfschmerzen vom Spannungstyp
(alle Formen)**

Migräne (alle Formen)

Nervöse Magen-/Darmbeschwerden

Schlafstörungen

Tinnitus

Depressionen

**Störungen der Globalintegration (POS,
Hyperaktivität, ADD, ADHD) bei Kindern**

**Vielerlei Stresserscheinungen:
Burn-out, vegetative Labilität, Angst und
Panik, Jetlag**

Abbildung 41 Die Hauptindikationen für Psychofonie

Die Leserin, der Leser mag bereits unter diesem oder jenem dieser aufgeführten Symptome gelitten haben. Treten sie sporadisch auf, zeugt dies von einem guten Regulationsvermögen des Organismus. Sie erinnern sich: Diese Symptome wie auch alle anderen Krankheiten sind Heilreaktionen. Pathologisch wird eine Heilreaktion, wenn sie stecken bleibt, sich nicht vollenden kann. Dann werden diese sporadisch auftretenden Symptome chronisch und bedürfen einer Behandlung.

Da alle Gesundheitsstörungen auf der Ebene des Vegetativums beginnen und auch schwerkranke Patienten unter diesen neurovegetativen Störungen leiden, können wir das Indikationsspektrum ausweiten auf die allermeisten Erkrankungen. Bei den organischen Krankheiten kann die Psychofonie die Lebensqualität der Betroffenen bessern. Der Allgemeinzustand wird gestärkt, eine Verschlechterung wird verzögert und die verschiedenen therapeutischen Bemühungen sprechen besser an.

Daher kann die Psychofonie als alleinige Therapie, als Begleit-Therapie oder als Basis-Therapie zur Verbesserung aller organismischen Funktionen angewendet werden. Es ist ein Heilmittel für alle, ob schwer krank, ob von erträglichen oder unerträglichen, aber nicht organisch bedingten Leiden geplagt oder ob gesund. Der Gesunde kann die Psychofonie präventiv-medizinisch oder zur Optimierung seiner somatischen, psychischen und geistigen Funktionen anwenden.

Die einzige *Kontraindikation* sehen wir, wie erwähnt, bei Erkrankungen im Stammhirn mit organischen Veränderungen in diesem Bereich, wie auch bei Schädigungen des Gehörs. Wir haben sogar Erfolge notieren können bei Patienten, welche gewisse hoch dosierte Psychopharmaka eingenommen haben. Am meisten freut uns, dass die Psychofonie und andere Neurotherapien im Sinne von Neurofeedback den ADS-Kindern mit Hyperaktivität, Teilleistungsstörungen, Konzentrationsproblemen und emotionaler Labilität in einem Maß zu helfen vermögen, dass sie meist auf das Ritalin verzichten können.

Wir hoffen, Sie haben mit diesen Erläuterungen die Einsicht gewonnen, dass es nicht eine allein selig machende Medizin gibt. Der Patient und nicht der Arzt entscheidet letztlich über das diagnostische und therapeutische Vorgehen. Der Leidende muss gesund werden wollen. Ärzte und Therapeuten dürfen den Patienten in diesem *Bewusstseinsprozess* begleiten. Sie mögen dies als ein Privileg empfinden, da jeder Schritt zur echten Gesundung auch ein Schritt in Richtung Heilung ist. Und erst, wenn wir alle heil sind, sind wir erlöst vom Leiden, dem Joch der Krankheiten, dem des menschlichen Elends und dem der Kreaturen in aller Welt. Wir hoffen und denken, dass die Psychofonie einen bemerkenswerten Beitrag dazu leisten kann.

Beim überwiegenden Teil der Anwendungen der Psychofonie handelte es sich um *stark betroffene* Frauen und Männer, die unter chronischen Schmerzzuständen oder anderen Symptomen litten, welche die Lebensqualität in höchstem Maß einschränkten. Sie erduldeten faktisch seit Jahren oder Jahrzehnten mehr oder weniger häufige Schmerzanfälle, mehr oder weniger lange dauernde Krisen, mit ähnlichen oder unterschiedlichen Auslösern und mit hartnäckiger Therapieresistenz. Ausschließlich Symptom-unterdrückende Maßnahmen führten bei den meisten nur zu einer kurzfristig wirksamen Linderung, nur zur vorübergehenden relativen Symptomfreiheit.

Hinter diesen nüchternen Fakten stehen Einzelschicksale, Lebensgeschichten, verschiedene Umgangsformen mit den Symptomen und unterschiedliche Schlussfolgerungen aus dem Leiden. Aber allen gemeinsam war das schmerzlich Erlittene, die Hilflosigkeit, die Ohnmacht, aber auch oft die letzte Hoffnung, durch eine neue Therapie doch noch zum Ziel zu gelangen. Ein Leben in Würde führen zu dürfen, will heißen, erneut die Kontrolle über seine eigene Befindlichkeit erringen zu können.

Viele Menschen gingen an mir vorbei, mit ihrem Leid und ihren Hoffnungen. Jemand meldet sich an, zum Beispiel wegen Migräne. Aha, also wieder ein Migränefall! Der Migränefall kommt herein, und vor mir sitzt – ein Mensch. Und damit beginnt die Grunderfahrung in unserer therapeutischen Arbeit, nämlich die Begegnung des Patienten mit dem Arzt und die Begegnung des Arztes mit dem Patienten. Diese Grunderfahrung ist der Anfang eines Weges, der zu einem definierten Ziel «Heilung» führen soll. Begegnung, Zielvorgabe, gemeinsame Bemühung dahin, das ist die *Grundkonstellation* jeglicher Arzt-Patient-Beziehung.

Und hier, in dieser Grunderfahrung der Begegnung, fängt das Interesse und damit das Interessante an. Dies gilt *gegenseitig*, denn ohne Engagement des Arztes, ohne Motivation des Patienten, geht nichts. Kein Arzt und kein Patient kann sich dieser Konstellation und dieser Grunderfahrung entziehen, will er ernsthaft arbeiten. Sie ist nicht davon abhängig, was der Arzt tun und der Patient lassen soll. Welcher Spezialität der Arzt angehört, welchen Geschlechts oder Alters der Patient auch ist und welches Leiden er vorweist, die Grunderfahrung bleibt bei allen gleich.

Der Allgemeinpraktiker Klaus Tereh, dem wir diesen Abschnitt verdanken, bekam eine Vielzahl unterschiedliche Erkrankungen zu sehen, vom Neugeborenen bis zum alten Menschen, akute oder chronische Krankheitsbilder, leichte und schwere Fälle.

Da er neben der sogenannten schulmedizinischen auch zusätzlich eine komplementärmedizinische Ausbildung hatte, konnte er auf eine bunte Palette therapeutischer Möglichkeiten zurückgreifen. Immer mehr Ärzte setzen dies in der Praxis um, entsprechend den medizinischen Notwendigkeiten oder den Bedürfnissen der Patienten. Doktor Tereh kam mit etablierten Therapieformen in Kontakt und praktizierte diese auch. Er begegnete ebenfalls eher ausgefallenen Therapien, über die seine Patienten berichteten, erlebt auf ihrer Odyssee der Heilungssuche. Deshalb kann ein solcher Arzt unbefangen an die Psychofonie herantreten. Diese neue Therapie war für ihn anfänglich ein interessanter «Fall» – jetzt haben wir den interessanten Fall gleich doppelt.

Inzwischen konnten diverse Psychofonie-Ärzte viele Erfahrungen sammeln mit diesem interessanten Fall. Sie haben alle bisherigen Studien und Untersuchungen bestätigt: Die Psychofonie ist in der Hand des Arztes ein großartiges therapeutisches Angebot und in der Hand des Patienten ein äußerst wirkungsvolles Therapeutikum.

Bei gegen 80 % der Klientel spricht die Psychofonie an. Und diesen Patientinnen und Patienten geht es besser, nicht nur vom Aspekt der Schmerzen und Symptome her, sondern auch hinsichtlich Grundbefindlichkeit auf der körperlichen, psychischen und geistigen Ebene.

Der interessante Fall

Was macht denn die Psychofonie derart faszinierend als Therapeutikum wie auch als Element der praktischen Tätigkeit des Arztes? Wir nehmen es gleich vorweg:

> **Die Psychofonie führt den Patienten zur Begegnung mit sich selbst.**

Interessant nicht wahr? Natürlich könnte man die Psychofonie noch anders begründen, mit Termini die nur wenige, hoch spezialisierte Wissenschaftler verstehen. Man erklärt sie auch als Neurokonditionierungs-Verfahren, beruhend auf Klangschablonen, die über das Gehör auf vegetativer Ebene einwirken. Oder gehobener als «zerebrale Audioregulationstherapie». Die wissenschaftliche Betrachtungsweise ist sehr wichtig, um die Wirkungsweise der Psychofonie zu erkunden. Aber erinnern wir uns: Wir haben es mit leidenden Menschen zu tun, nicht mit wissenschaftlichen Probanden. Nur der Mensch ist zur Selbstbegegnung fähig, nicht der Fall, mag er noch so interessant sein. Und diese Selbstbegegnung wirkt auf ihn heilend zurück.

Sie wissen es, die *Selbstbegegnung durch die Psychofonie* erfolgt in Form des vertonten EEGs des leidenden Menschen. Entscheidend ist, dass das EEG bei relativem Wohlbefinden aufgezeichnet wird. Damit hat die Patientin die Antithese zu ihrem Leiden gespeichert, ein «Alter Ego», das sie in der fortwährenden Selbstbegegnung durch das regelmäßige Abhören des vertonten EEGs in sich wachsen lässt. Über die befindlichkeitsregulierenden Zentren ihres Organismus wird es nach und nach die Kontrolle übernehmen. Ist das nicht großartig? Allein durch die Selbstbegegnung des Leidenden mit seinem weniger leidenden Zustand wird er heiler, gesünder, stabiler, beschwerdefreier.

Hier kurz zwei Beispiele aus der ärztlichen Praxis zur Illustration:

Zur Verlaufskontrolle kamen *zwei Frauen*, beide über sechzigjährig, beide seit Jahrzehnten unter der Migräne leidend. Die eine Frau litt zudem an einer chronischen Depression, die andere Frau an permanenten Nackenschmerzen durch Degeneration der Halswirbelsäule. Beide sind sehr leidgeprüfte Frauen, die sich die Psychofonie zwei Monate früher erstellen ließen. Die eine Patientin hatte zudem kurz zuvor einen starken Hautausschlag entwickelt durch eines der Migränemittel oder durch ein Benzodiazepin, das sie zusätzlich erhielt. Zudem litten beide an einer seit Wochen außerordentlichen Wetterlage und unter dem Weihnachtsstress, welcher sich durch vermehrte Migräneanfälligkeit bemerkbar machten.

Trotz der widrigen Umstände stellten beide Frauen eine verbesserte *Allgemeinbefindlichkeit* bei sich selbst fest. Sie seien ausgeglichener, der Schlaf hätte sich verbessert, ja die Schmerzanfälle seien nicht mehr derart bösartig, das heißt, sie waren kürzer und weniger intensiv. Es sei ihnen zeitweise gelungen, durch Abhören der Psychofonie zu Beginn des Anfalles die Schmerzen zu kupieren. Die Migräne sei zwar noch da, es bestünden aber eindeutig Zeichen, dass die Psychofonie anspräche, vor allem durch vegetative Regularisierung.

Zur *Stabilisierung des Vegetativums* ließ auch ein Ehepaar die Psychofonie anfertigen. Die Frau litt seit Jahren unter einem massiven, in diesem Ausmaß selten zu sehenden vegetativen Erschöpfungssyndrom, hervorgerufen einerseits durch konstitutionelle Merkmale, andererseits durch eine unverschuldete, äußerst schwierige familiäre Situation, welche die Kräfte beider derart beanspruchten, dass Belastungen unerträgliche organismische Zustände im somatischen wie auch im psychischen Bereich bewirkten.

Wir haben es hier, vor allem aufseiten der Ehefrau, mit einem Extremzustand zu tun, wo bisher jegliche ärztlich Kunst versagt hat. Auf diesen Punkt möchte ich kurz eingehen.

Wann und weshalb versagt die ärztliche Kunst?

Sie versagt je länger je weniger bei hoch akuten Krankheiten und in Notfall-Situationen, wo das sofortige, gezielte Eingreifen seitens eines Arztes oder Therapeuten gefordert ist. Sie versagt jedoch nach wie vor bei vielen *chronischen Krankheiten*, schleichenden Zuständen, wo eine sehr komplexe Pathologie komplexe therapeutische Vorgehensweisen erfordert. Wie bei dem erwähnten Ehepaar und den beiden Frauen. (Wir beschreiben in diesem Zusammenhang nur chronische Krankheiten, die nicht durch genetische Defekte, Mangelerscheinungen, Vergiftungen oder durch äußere mechanische Einwirkungen entstanden sind.)

In der Grunderfahrung der Begegnung zwischen Arzt und Patient geschieht allerdings dies als Erstes: Von außen anschauen, untersuchen, das heißt sammeln von Informationen. Jeder, der einen Nothelfer-Kurs gemacht hat, weiß, wie wichtig die Beobachtung, das Von-außen-Anschauen, ist, um daraus lebensrettende Maßnahmen durchzuführen. Deshalb sind Mediziner auch so erfolgreich, wenn es um Notfallsituationen und akute Zustände geht: Wir können direkt aus dem Beobachteten und Untersuchten die nötigen Schlüsse ziehen und *von außen* eingreifen.

Selbstregulation des Organismus

Bei den chronischen Krankheiten können wir auch bis zu einer gewissen Tiefe von außen beobachten und eingreifen. Wir können Schmerzmittel oder entzündungshemmende Mittel geben, machen aber dabei die Erfahrung, dass wir damit nur vorübergehend etwas auszurichten vermögen. Weshalb? Offenbar reicht die Herangehensweise von außen nur bis zu einer gewissen Schicht. Welche erfassen wir denn nicht? Die somatische Schicht können wir heute durch entsprechende Untersuchungen weitgehend offenlegen. Psychische und geistige Ebenen können wir bis zu einem gewissen Grad, im Gespräch und durch gezielte Fragestellungen, erfahren.

Was wir jedoch in Bezug auf den inneren Organismus weder durch das Gespräch noch durch körperliche, bildgebende oder Laboruntersuchungen erfassen können, ist eine weitere Schicht, nämliche die der *Selbstregulation des Organismus*. Dies ist ein Begriff aus der Systemtheorie.

Selbstregulation bedeutet kurz gesagt das Vermögen des Organismus, alle äußeren und inneren Reize, die auf ihn zukommen, aufzunehmen, zu verarbeiten und in der Weise weiterzuleiten, dass der Organismus in einem stabilen Gleichgewicht bleibt. Sie erkennen sicher, welche zentrale Bedeutung der Selbstregulation des Organismus zukommt. Bei chronischen Erkrankungen ist die Selbstregulation des Organismus in gewissen Teilen nachhaltig gestört, das heißt, das *Gleichgewicht ist nicht stabil*, was sich in Form von Symptomen äußert. Ich sagte «in gewissen Teilen» des Organismus. Wäre die Selbstregulation vollständig gestört, würde dies den Tod bedeuten. Das heißt, in jedem Fall ist ein gewisser und wesentlicher Bereich der Selbstregulation erhalten. Er macht den gesunden Teil des Organismus aus. Sie konstatieren erneut das Wort «Selbst» im Ausdruck der Selbstregulation wie im Begriff Selbstbegegnung, das ich vorher erwähnt habe. Sie werden die Bedeutung dieser Wortwahl immer besser erkennen.

Ich glaube, wir haben jetzt wichtige Puzzlesteine zusammen, um zu sehen, wie chronische Krankheiten angegangen werden können. Damit können wir die Psychofonie in ihrer Wirkungsweise ein bisschen besser verstehen. Wir begreifen sie hier nicht auf dem streng wissenschaftlichen Niveau, sondern eher in phänomenologischer Hinsicht, wie auch auf der Erlebensebene. Wir haben zum einen die erwähnte Grunderfahrung der gegenseitigen Begegnung zwischen Arzt und Patient. Und wir haben die Fähigkeit des Organismus zur Selbstregulation, und wir haben die Selbstbegegnung als heilendes Agens.[5]

Auf eine Kurzformel gebracht heißt dies:

Die ärztliche Kunst versagt bei chronischen Krankheiten dann nicht, wenn es dem Arzt oder Therapeuten gelingt, aufgrund der primären Erfahrung der Begegnung mit dem Patienten einerseits die notwendige Hilfe von außen zu geben, andererseits jedoch, was viel tiefer greift, den Patienten *zur Begegnung mit seinen eigenen heilen Teilen zu führen* und diese derart wachsen zu lassen, dass die vitale Energie dieser Teile die Dominanz der krankmachenden Energie zu brechen vermag.

> **Die Begegnung des Leidenden mit seinem noch heilen Selbst führt ihn aus dem Kerker der Schmerzen und des Leidens in die Befreiung.**

Wir variieren unsere Überzeugung abermals und schreiben mehr auf die Psychofonie bezogen: Die Psychofonie vermag die heilen Teile in Form eines Klangbildes zu speichern, das durch repetitives Abhören zum erwünschten Ergebnis führen kann. Die Möglichkeit, diesen Erfolg beispielsweise unserem Ehepaar zu vermitteln, ist ein derartiges Privileg, dass der erfahrene Arzt diese Therapieform in seiner Praxis nicht mehr missen möchte. Sie steht – wenn sie anspricht – im Dienst des Selbst des Patienten. Die *Psychofonie* – sie ist wahrlich ein interessanter Fall! Sie vermittelt in neuerer und modernerer Form das oben erwähnte *Urprinzip der Heilkunst*: Den leidenden Menschen durch die Selbstbegegnung mit seinem heilen Teil aus der Krankheit zu führen. Das ist eine im tiefsten Sinne humane Heilmethode. Da keine Eingriffe von außen erfolgen, treten somit keine Nebenwirkungen auf. Es ist eine unabhängig machende Therapie, da die Anwendungsweise allein durch die Patientin bestimmt wird. Sie ist eine heilsame Kur, denn sie greift durch die Kräfte des Patienten selbst in all seine Schichten ein. Sie wirkt ein in den körperlichen wie auch den psychischen und den geistigen Bereich, von der vegetativen autonomen Selbstregulation bis hin zum spirituellen Selbst.

---

1 E. Trinka, J. Unterreiner, Hans-Georg Trzopek: *Ein auditorisches neurophysiologisches Interventionsverfahren bei Migräne.* Forschende Komplementärmedizin, 1998,5, pp.110-113

2 https://www.focus.de/wissen/mensch/limbisches-system-so-funktioniert-es_id_7124764.html

3 Siehe Abbildung 8 im ersten Kapitel

4 Auch nachzulesen auf der Webseite www.psychofonie.ch

5 *Agens*: *philos.* tätiges Wesen oder Prinzip; *mediz.* wirkendes Mittel

Tinnitus – ein verbreitetes Leiden

Tinnitus ist ein funktionelles Leiden unserer Zeit. In der Hitliste der von Google registrierten Schlagwörter rangiert in Deutschland Tinnitus vor Migräne. Der öffentliche Informationsbedarf über Tinnitus ist mit dem der Migräne vergleichbar. Die Prävalenz von Tinnitus beträgt bei uns etwa 8 %, wobei 1 % erheblich eingeschränkt ist. Wie bei der Migräne handelt es sich bei Tinnitus um ein kompliziertes multifaktorielles Leiden, welches die Hausärzte oft überfordert. Es ist zwar wichtig, dass gefährliche, jedoch seltene Ursachen durch den Hausarzt ausgeschlossen werden können. Medikamente helfen in den allermeisten Fällen nicht, weil es sich bei Tinnitus eigentlich um eine «Softwarestörung» handelt.[1]

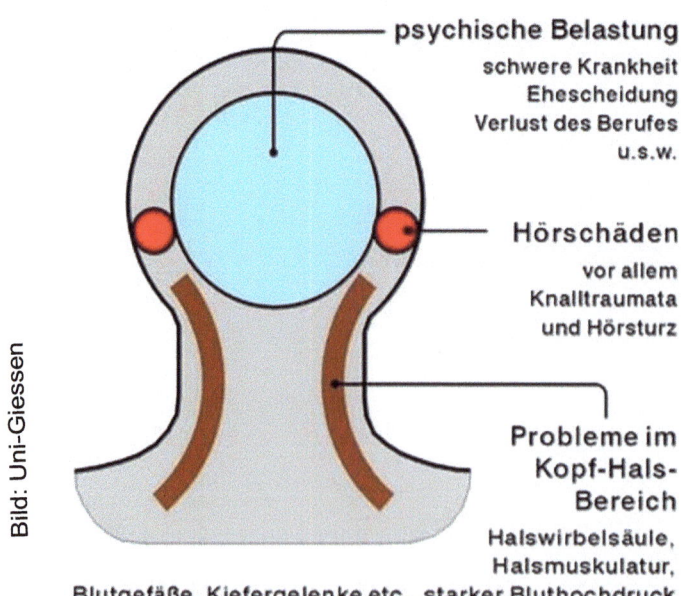

Abbildung 42 Die verschiedenen Ursachen von Tinnitus. Die sehr seltenen Tumore müssen ausgeschlossen werden.

Wie beim Computer ist im Hirn die «Software» entscheidend, damit alles tadellos funktioniert. Die Hörschnecke im Innenohr gibt selbst viele Töne ab, die in einzelnen Fällen als Körpergeräusch mit dem Stethoskop abgehört werden können. Natürliche «Softwarefilter» in der komplizierten Hörwahrnehmung verhindern, dass wir von diesem Rauschen etwas merken. Zwischen dem Innenohr und der Empfindung, dass mich mein Tinnitus belästigt, liegt ein Verstärkungsprogramm, das die hohen Tinnitus-Geräusche übertrieben hörbar macht.[2] Es ist, wie wenn das Gehör sagen möchte, du hast mich lange Zeit überlastet und oft missbraucht. Du hast mich vernachlässigt, beschäftige dich nun mit mir.

In der Tat ist die Beantwortung der Frage, was mir mein Tinnitus sagen will, der beste Einstieg in die Kur. Subjektive Lautheitsmessungen haben ergeben, dass die Ohrgeräusche immer etwa gleich laut sind, egal ob sie bedrohlich, störend oder kaum wahrnehmbar sind. Mit andern Worten, die Tinnitus-Wahrnehmung wird durch unbewusste psychische Faktoren stark beeinflusst. Die Lösung psychologischer Probleme ist deshalb die erste Säule der Tinnitus-Behandlung. Dabei ist die Psychofonie sehr hilfreich.

Wie entsteht Alters–Tinnitus?

Tatsächlich ist bewiesen, Tinnitus plagt uns im Kopf (und nicht im Ohr). Zwar kann eine Innenohrschwäche den Anfang machen. Werden Tonfrequenzen kaum mehr wahrgenommen, entsteht oft ein Tinnitus an derselben Frequenz. Stellen Sie sich vor, was passiert, wenn altersbedingt die Hörbarkeit der hohen Töne abnimmt. Diesem gewöhnlichen Alterungsvorgang versucht das Hirn entgegenzuwirken, indem es den inneren Verstärker so umprogrammiert, dass die betroffenen Frequenzen unverändert laut wahrgenommen werden. Durch die größere Verstärkung wird aber auch das cochleare Körpergeräusch[3] bei diesen Tonlagen vernehmbar, ganz ähnlich, wie wenn man die hohen Lagen eines Verstärkers «aufdreht», bis sein Grundrauschen ertönt. Dadurch wird die Dynamik[4] verkleinert, denn der Verstärker ist bei mehr Verstärkung schneller am Anschlag (Hyperakusis). Das Signal kann so nicht mehr lauter werden, es verzerrt. Ein störendes Grundrauschen bei gleichzeitig geringerer Dynamik in den höheren Tonlagen – dies ist der verbreitete Alterstinnitus.

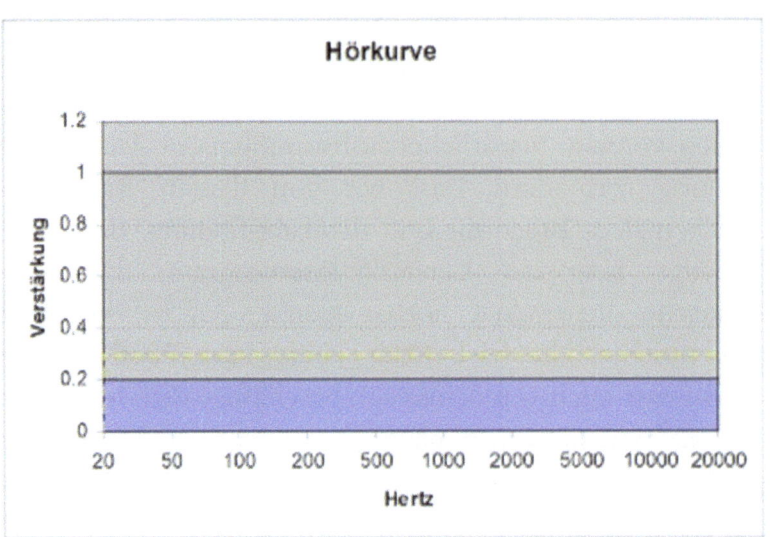

Abbildung 43 Das junge Gehör verstärkt im ganzen Hörbereich (bis zur schwarzen Linie) so, dass das organische Grundrauschen (blau) unter der Wahrnehmungsschwelle (Linie gelb gestrichelt) liegt. Der junge Mensch hört nur, was von außen kommt.

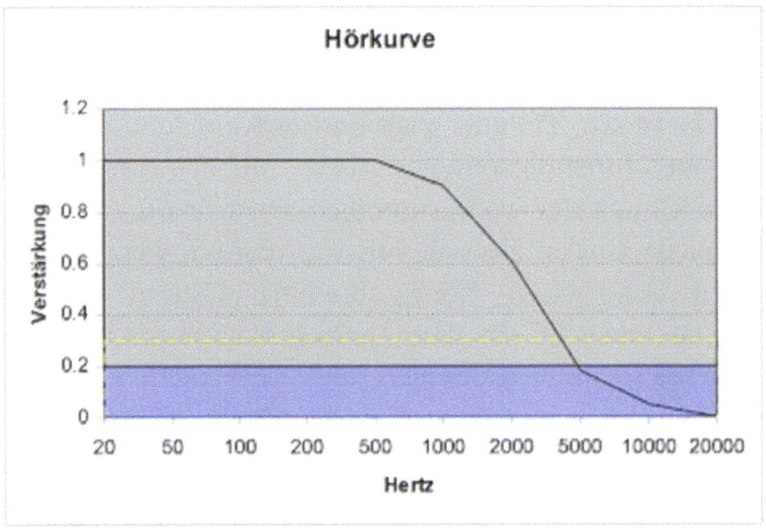

Abbildung 44 Das breitbandige Gehör (20 - 20'000 Hertz) erleidet im Alter bei hohen Frequenzen einen zunehmende Hörschwäche, organisch bedingt. Die Dynamik (Verhältnis der maximalen Aussteuerung 1 zum organischen Grundrauschen 0.2) nimmt dementsprechend ab.

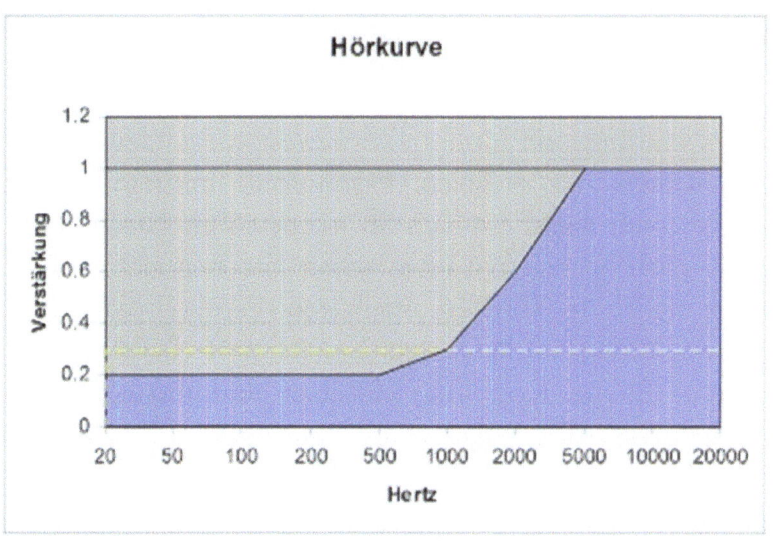

Abbildung 45 Selbstverständlich kompensiert das Gehör, indem es die cochlearen Nervensignale der hohen Frequenzen afferent umso eher verstärkt, je schwächer das Ohr den Schall in Nervenimpulse umzuwandeln vermag. Das Grundrauschen wird entsprechend verstärkt in diesen weniger empfindlichen (1000 – 5000 Hz) oder tauben (5000-2000 Hz) Frequenzbereichen. Es liegt dort über der Hörschwelle und wird als Tinnitus gehört. In diesem Fall ist es ein Cluster bestehend aus vielen hohen und höchsten Frequenzen, das sich wie eine Art Sieden anhört. Diese Hörstörung ist im Alter weit verbreitet.

Bei einer Psychofonie würden wir in obigem Beispiel die Aufmerksamkeit auf die Frequenzen unter 1000 Hz verlagern, indem wir die Klangfolge zwischen 1000-5000 Hz zunehmend abschwächen und über 5000 Hz gar nichts mehr erklingen lassen. Man kann noch dazu die Frequenzen zwischen 500-1000 Hz verstärken, um einen optimalen Verlagerungseffekt zu bewirken. Wir erzielen mit einer solche «notched Music» aus dem eigenen Wohlfühl-EEG zusätzlich zur bekannten Psychofonie-Wirkung einen heilenden Effekt zur Kompensierung dieses Alters-Tinnitus. Dieser kann schon in jungen Jahren durch ein Knalltrauma oder sehr laute Geräusche (Disco) ausgelöst werden. Damit können im Innenohr mikrostrukturellen Schäden angelegt werden, die sich später im Alter als Tinnitus höchst unangenehm chronifizieren.

Wie kann Psychofonie bei einem Tinnitus helfen?

Zunächst ist Psychofonie ein ideales *Entspannungsmittel*. Gewiss kennen Sie andere Möglichkeiten zum Relaxen. Psychofonie entspannt Sie aber in Minutenschnelle total, wenn Sie sich an sie gewöhnt haben. Das gelingt meisten schon nach wenigen Tagen, wenn Sie begonnen haben, Ihre Psychofonie 3x täglich 10 Minuten abzuhören. Psychofonie wird dann zu Ihrem ultimativen Entspannungsmittel, das Sie immer bei sich tragen, zum Beispiel in Ihrem iPhone. Kopfhörer einsetzen und abtauchen – es ist so angenehm und einfach. Wer locker und relaxt durchs Leben geht, hat auch weniger Probleme mit Tinnitus. Entspannt lassen sich schwierige Lebensumstände generell besser bewältigen.

Psychofonie löst Schmerzen. Oft haben Tinnitus-Geplagte durch den damit verbundenen Stress Kopfschmerzen, Nackenschmerzen, nervöse Magendarmstörungen, Schwindel und so weiter. Sie fühlen sich nicht wohl, haben «ein Brett vor dem Kopf», obgleich ihr Blutbild oder ähnliche Diagnosen in Ordnung sind. Solche sogenannten funktionellen Beschwerden sind mit Psychofonie oft sehr gut behandelbar. Sie gehören zu den Hauptindikationen für Psychofonie. Wenn Sie derartige negative Einflüsse mit Psychofonie in den Griff kriegen, ist viel erreicht, auch für das Ohrgeräusch. Oft wird es schon dadurch erträglich. Wenn Sie nicht bewusst daran denken, haben Sie es vergessen, obgleich es noch da ist. Man spricht dann von einem *kompensierten Tinnitus*.

Oft ist nachts Ihr Ohrensausen besonders störend. Dies liegt auf der Hand: Wenn es still ist, und dunkel, ist die Reizzufuhr abgestellt. Die inneren Geräusche werden umso besser wahrgenommen. Einschlafen wird schwierig, Ihre Gedanken kreisen um das heute Erlebte. Ängste quälen Sie vielleicht, der Tinnitus belästigt Sie. Doch Sie sollten jetzt schlafen, denn morgen, ausgeruht, finden Sie die Lösungen für die Probleme, die Sie beim Einschlafen plagen. Wir haben die Erfahrung gemacht, dass Psychofonie quälende Gedankenkreise durchbricht und in Minuten zum Schlaf führt. Psychofonie ist ein *hervorragendes Einschlafmittel*. Und sollten Sie nachts wieder erwachen, gehen Sie auf die Toilette und hören danach die Psychofonie. Dann kommt der Schlaf reflexartig zurück.

Bis zu dieser Stelle haben wir den Tinnitus umkreist, wir haben die umliegenden Hürden abgebaut, welche das Tinnitus-Leiden aufrechterhalten. Jetzt gehen wir den Tinnitus noch direkter an. Ganz in der Tradition der Desensibilisierung, die Ihre Aufmerksamkeit von Tinnitus weg auf andere Dinge lenkt, wird auch Ihre auf Sie abgestimmte Psychofonie die Tinnitustöne nicht anregen. Wir filtern sie aus der Psychofonie heraus. Gleichzeitig bevorzugen wir die Klangfolgen auf anderen Tonlagen, die Ihrem Gehör nicht wehtun. Wir können gewisse Frequenzlagen verstärken, was erwiesenermaßen die Desensibilisierung begünstigt. Sie hören ½ bis 1 Stunde täglich (3 x 10 Minuten oder mehr) die Psychofonie regelmäßig und trainieren damit die Wahrnehmungsfähigkeit Ihres Gehörs auf den guten gesunden Tonkanälen. Der Tinnitus schwächt sich dadurch ab.

Fazit: Die Psychofonie ist ein angenehmes Mittel, um vielen Tinnitus-Leidenden wirksam zu helfen. Unser Ansatz ist multifaktoriell, das heißt wir applizieren vier verschiedene Lösungsansätze kombiniert. Es liegt auf der Hand, dass ein wie erwähnt multifaktorielles Leiden mit einem kombinierten Zugriff besser, hoffentlich optimal bekämpft werden kann.

---

1 «Multifaktoriell» bedeutet, dass für das Leiden verschiedene Ursachen in Frage kommen. Eine Erklärung für die enorme Verbreitung von Tinnitus könnte im modernen Lebensstil liegen, da wir zunehmend schädigende Einflüssen (Noxen) ausgesetzt sind. So verdoppelt sich die Belastung durch Mobilfunkwellen etwa alle 3 Jahre. Derzeit wird 5G vorbereitet, was zu einer sprunghaften Verstärkung der Strahlenexposition führen wird. Siehe www.gigaherz.ch. In der Kombination solcher Noxen (auch Rauchen, Ernährung, Schlafmanko, Lärm, Luftverschmutzung, UV und Röntgenstrahlung, etc.) liegt eine besondere Gefahr, da sich die Teil-Schadenspotentiale nicht bloß addiert, sondern tendenziell multipliziert.

2 Buch B. Kellerhals und R. Zogg: Tinnitus-Hilfe. Karger-Verlag.

3 «Das Geräusch des Lebens» wird durch die natürliche Brownsche Molekularbewegung verursacht.

4 Die Dynamik ist das Verhältnis von Maximallaudstärke und Hörschwelle, sie ist frequenzabhängig.

Gelassen stieg die Nacht ans Land,
Lehnt träumend an der Berge Wand,
Ihr Auge sieht die goldne Waage nun
Der Zeit in gleichen Schalen stille ruhn;
Und kecker rauschen die Quellen hervor,
Sie singen der Mutter, der Nacht, ins Ohr
Vom Tage,
Vom heute gewesenen Tage.

Das uralt alte Schlummerlied,
Sie achtets nicht, sie ist es müd;
Ihr klingt des Himmels Bläue süßer noch,
Der flüchtgen Stunden gleichgeschwungnes Joch.
Doch immer behalten die Quellen das Wort,
Es singen die Wasser im Schlafe noch fort
Vom Tage,
Vom heute gewesenen Tage.   *Eduard Mörike*

Anfangs, als das Chaos auftrat, wussten wir nicht, wie wir ihm begegnen sollten. Das frühere Verständnis (das der medikamentösen Einstellung) hatte sich als nicht mehr anwendbar und nutzlos erwiesen. Ein neues Verständnis und vielleicht auch eine neue vernünftige Form der Behandlung ist möglich, wenn man die dynamischen Systeme verstehen lernt, die das Verhalten regeln. So müssen wir jetzt genau das in Angriff nehmen und die Details der nichtlinearen Bestimmungsgrößen untersuchen. Das ist eine Anregung und Herausforderung, nicht nur theoretisch. Die Praxis ist davon genauso betroffen, denn die neuen Erkenntnisse können uns andere therapeutische Strategien nahe legen und uns mit neuen Möglichkeiten ausstatten, die wir uns kaum vorzustellen vermochten. Vielleicht erreichen wir sogar neue Horizonte des für uns Möglichen.

Oliver Sacks[1]

Psychofonie bei Schlafstörungen

Das neurobiologische Grundgesetz

Der Schlaf ist ein ganz besonderer Zustand. Er beansprucht ein Drittel unseres Lebens. Er ist für das Vegetativum lebensnotwendig. Er ist, wie kein anderer Zustand, von Rhythmen durchwoben, von Zyklen beherrscht. In gewisser Weise ist dies auch tagsüber der Fall. Diese vegetativen Rhythmen sind aber im Wachsein durch willkürliche Tätigkeiten durchkreuzt, sodass sie in den Hintergrund treten müssen und unterschwellig wirken. Wir verweisen an dieser Stelle auf das *neurobiologische Grundgesetz:*

> **Nichts kommt aus dem Hirn heraus,**
> **ohne dass ein entsprechender**
> **Hirn-Rhythmus eingestellt wird.** [2]

Das ist für uns Anlass, den Schlaf vor allem über die Bedeutung seiner Rhythmen zu ergründen.

Die Entstehung von Schlafrhythmen

Der augenfälligste Schlafrhythmus ist der 24 Stunden dauernde Zyklus Schlafen-Wachen-Schlafen-Wachen... des Menschen, der, wie jede Mutter weiß, nach der Geburt noch keineswegs selbstverständlich ist. Man hat das Verhalten von Säuglingen beobachtet und bemerkenswerte Diagramme aufgezeichnet, wie sich dieser *Hauptrhythmus* entwickelt, sobald das Tageslicht seine Wirkung tun kann.

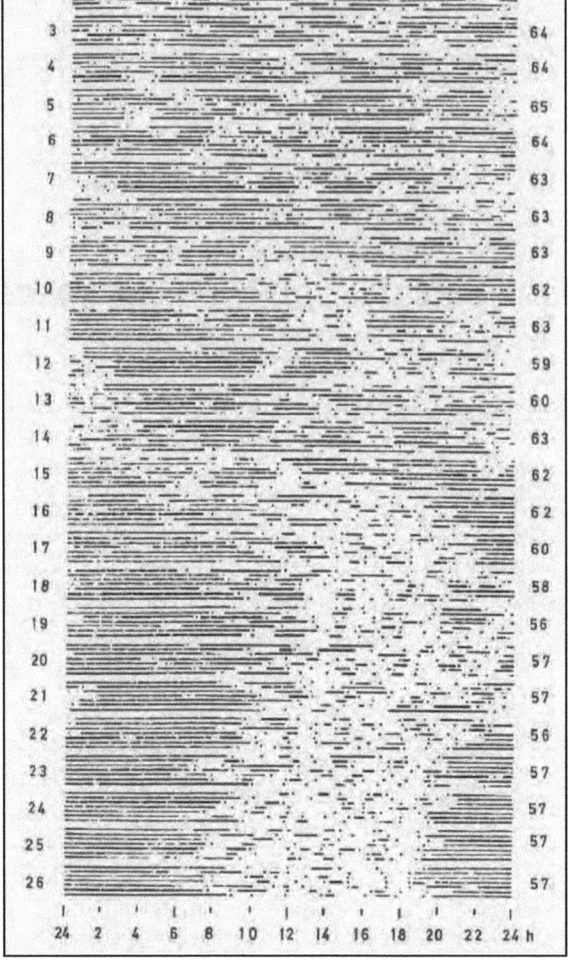

Abbildung 46 Schlaf-/Wach-Diagramm 3. bis 26. Lebenswoche

Vorübergehend ist ein etwa 4- bis 5-stündiger Schlaf-/Wach-Rhythmus beim neugeborenen Baby erkennbar, wobei es nach jeder Schlafepoche nach Nahrung schreit. Dieser Nahrungsrhythmus verblasst mit zunehmendem Lebensalter, ganz verschwindet er aber nie. Es handelt sich um die 5. und 6. Harmonische des 24h Tag-/Nacht-Zyklus. Kinder im 2. Lebensjahr gehen tagsüber 2x zu Bett. Später schrumpft diese Bettzeit auf eine mittägliche Ruheperiode. Die 2. Harmonische, also die Verdoppelung des monophasischen Schlafrhythmus auf 12 Stunden, macht sich durch Schläfrigkeit in der Mittagszeit bemerkbar und ist ein sehr deutliches biologisches Bedürfnis. Im obigen Diagramm ist die nach rechts tendierende «Straße» bis zur 17. Woche erkennbar. Danach stellt sich eine Synchronisation im Einklang mit der Sonne ein. Die Straße verläuft dann senkrecht und wird deutlicher. Etwa ab der 18. Woche wird diese «Monophase» dominant.

Interessant sind die Ergebnisse einer tageweisen *harmonischen Analyse*. Darin werden die Anteile berechnet, welche der Hauptrhythmus und die zweite, dritte, ... Harmonische am Schlafgeschehen beanspruchen. Die zweite Harmonische besteht aus zwei Schlafzyklen Schlaf-Wach-Schlaf-Wach in 24 Stunden. Die dritte Harmonische besteht aus drei Schlafzyklen, usw.

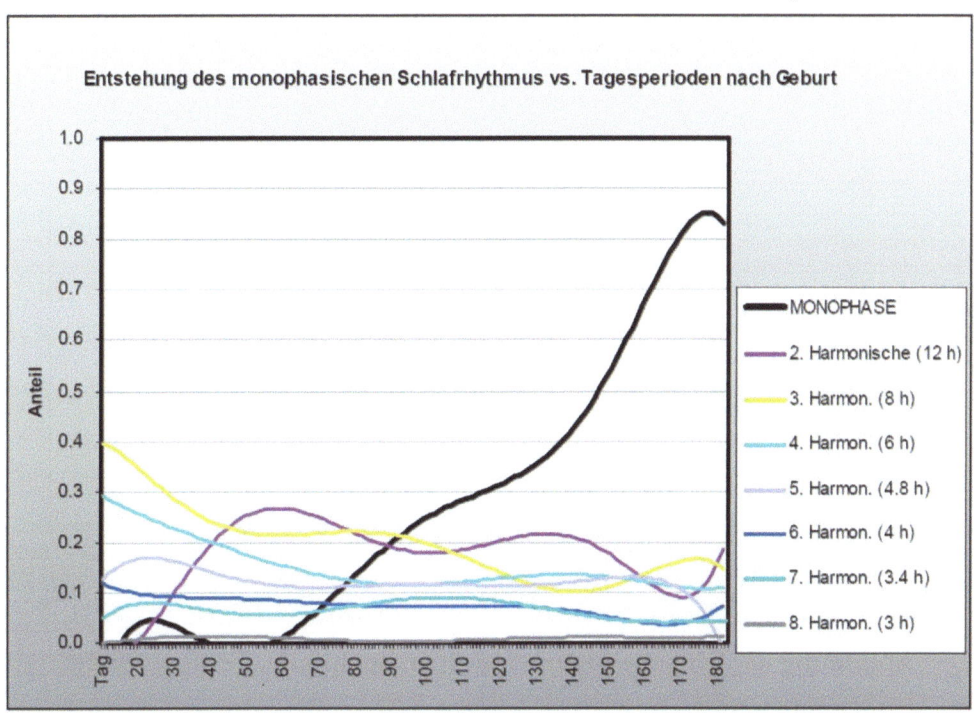

Abbildung 47   Schlaf / Wach-Diagramm 3. bis 26. Lebenswoche zerlegt in die harmonischen Komponenten

Das Verfahren stammt aus der Analyse von Instrumentalklängen.[3] Wir haben es hier auf das Diagramm in Abbildung 46 angewandt. Man sieht einen anfänglich hohen Anteil der dritten Harmonischen (8-stündiger Schlafrhythmus). Die zweite Harmonische (12-stündiger Schlafrhythmus) kommt erst nach 6 Wochen zum Ausdruck. Die Monophase lässt sich Zeit, sie fängt nach der 13. Woche (91. Tag) an, das Verhalten zu beherrschen. Dieses Bild des allmählichen Herauswachsens des Grundtons erinnerte den Autor an eine Forschungsarbeit, die er seinerzeit als ETH-Assistent unternehmen durfte: die Analyse der harmonischen Teiltöne bei Orgelpfeifen. Bekanntlich ist die Ansprache der Pfeifen eine musikalisch wichtige Eigenschaft guter Orgeln. Eine tiefere Analyse zeigt, es sind die *harmonischen Vorläufertöne*, die den Beginn des Klanges beherrschen. Sie sind es, die einen lebendigen Orgelklang hervorbringen. Hier ist ein typisches Messdiagramm jener Arbeit abgebildet:

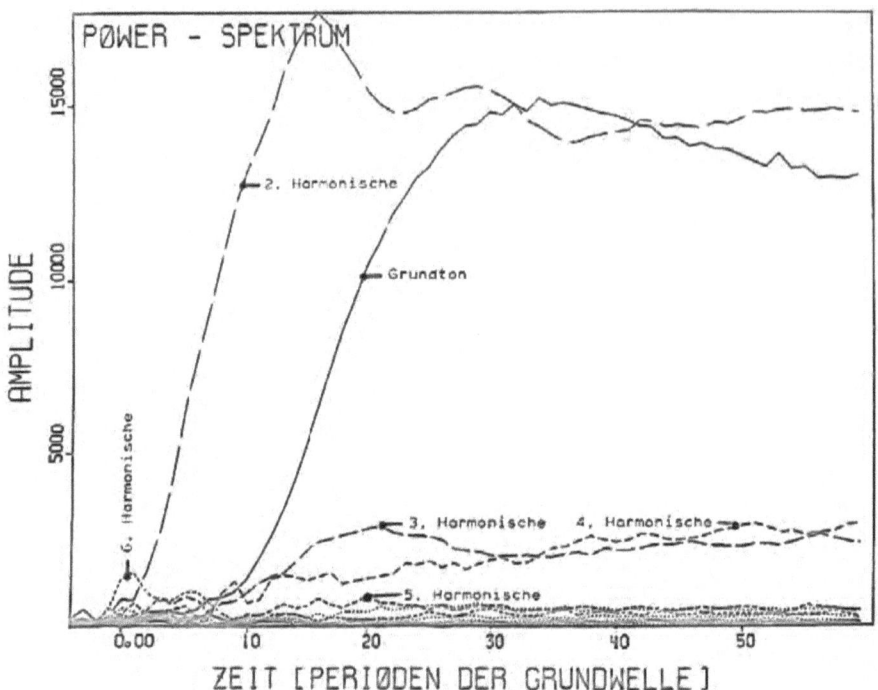

Abbildung 48 Einschwingen einer Prinzipalpfeife, Diplomarbeit[4]

Wie beim Babyschlaf ist es die sechste und dann vor allem die zweite Harmonische, die anfänglich führen. Der Grundton führt den Klang erst nach 30 Grundperioden an. Die Grundperioden entsprechen den Tageszyklen. Im Erwachen zeigt das Baby erste Ansätze bewusster Reaktionen. Damasio hat die vegetativen Hirnstrukturen benannt, die dazu vorhanden sein müssen.[5] Sie sind bei Geburt bereits funktionstüchtig, zusammen mit dem Gehör, das schon ab der halben Schwangerschaft tätig wird. Es ist als einziges Sinnesorgan bei der Niederkunft anatomisch voll ausgewachsen. Ist die Bewusstwerdung des neugeborenen Menschen – so könnte man fragen – vergleichbar mit einer guten Orgelpfeife, die zum Klingen angeblasen wird? Dieses schöne Bild hat einen ebenso poetischen wie realen Hintergrund. Man könnte es über die Wiege hängen. *Du hebst an zu klingen, also wirst du zu einem Menschen heranwachsen.* Wenden wir uns den erwachsenen Schläfern zu.

Dass sich alle Wesen auf der Erde nach dem Lauf der Sonne richten, ist nicht weiter verwunderlich. Man spricht von den *zirkadianen*[6] *Rhythmen*, die in zahlreichen Körperfunktionen nachgewiesen wurden. Durchschnittliche Herzfrequenz, Körpertemperatur, Reaktionsbereitschaft, Ausscheidung des Stresshormons Cortisol und viele andere chemische, physikalische und psychologische Messgrößen, so auch die im Zusammenhang mit der Psychofonie besonders wichtigen EEG-Signale, zeigen das zirkadiane Verlaufsmuster in einem ausgeprägten Tagesprofil, das sich alle 24 Stunden ungefähr wiederholt.

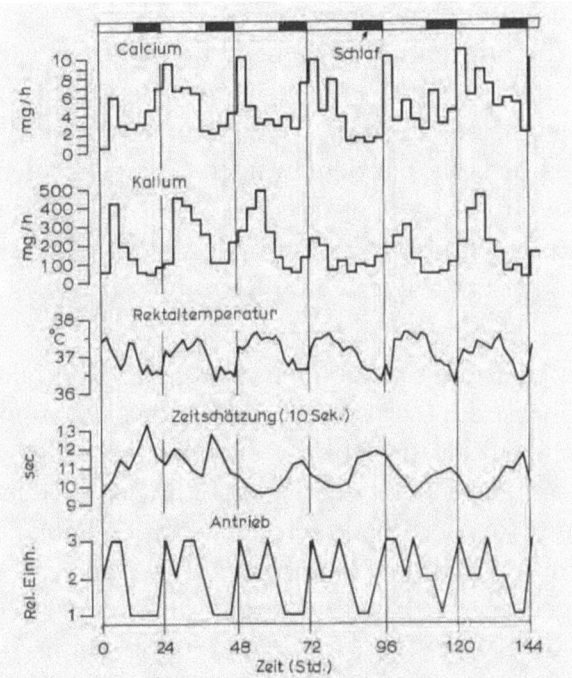

Abbildung 49 Zirkadiane Körperfunktionen beim Menschen[7]

Besonders interessant ist, dass die psychologische Fähigkeit, einen kurzen Zeitraum zu schätzen, ebenfalls einen ausgeprägten Tagesgang aufweist mit einer Verlängerung in den Nachtstunden. In der Nacht gehen also die Uhren schneller, weil sich der Stoffwechsel verlangsamt. Die Schläfer werden für diesen Test geweckt. Gleichzeitig mussten sie angeben, ob sie sich «aktiv» oder «träge» gefühlt haben (Antrieb oder Vigilanz). In einer andern Untersuchung[8] hat man herausgefunden, dass unser Vermögen, kurze Zeiträume zu schätzen, das Kurzzeitempfinden also, mit der Frequenz des dominanten EEG-Rhythmus zusammenhängt.

Der Alpha-Rhythmus im EEG kann durch Blitzlichtsalven verzögert oder beschleunigt werden. Dies geschieht in den Discos laufend, und es ist auch ein Test im klinischen Routine-EEG. Damit wird die Neigung zu epileptischen Anfällen kontrolliert. Man nennt diesen Mitnahmeeffekt des EEGs durch Blitzlichtsalven *photic driving*. Man hat diesen Effekt zur Erzeugung aller möglicher «Mind-Machines» ausgereizt.

Zeitschätzung, Tageslauf der Sonne, EEG-Frequenz und berauschende Gefühlsmanipulation durch hör- und sichtbare Disco-Rhythmen haben einen inneren Zusammenhang und weisen darauf hin, wie fundamental das zyklische und rhythmische Geschehen für den Menschen und seine Selbstwahrnehmung ist. Die *Wahrnehmung der Zeit* ist eine eminent wichtige biologische Frage. Eine Therapie, wie die Psychofonie, die sich eines zeitlichen Musters bedient, hat den anderen Kuren, die den Zeitraum nicht gestalten, etwas Grundlegendes voraus. Die zeitlich undifferenzierten Schlafmittel, und das sind die meisten Mittel, können mit der im neurobiologische Grundgesetz festgestellten Rhythmusnatur des Gehirns nicht in Resonanz treten.

Wo ein Rhythmus ist, ist auch eine Uhr. Das zentrale Element einer mechanischen Uhr ist die Unruh oder das Pendel. Was und wo ist die *innere Uhr* beim Menschen? Zeit ist nicht nur eine der fundamentalsten Größen in der Physik, sie ist es auch in der Neurobiologie. In den Siebzigerjahren haben Stephan und Zucker[9] die innere Uhr für den Schlaf-/Wachrhythmus im Zwischenhirn von Ratten identifiziert: Es ist der ein Millimeter kleine suprachiasmatische Kern. Er liegt direkt über der Kreuzungsstelle der Sehnerven und unter dem Thalamus im retinothalamischen Trakt. Er ist durch Lichteinwirkung triggerbar.[10] Das Alpha-EEG seinerseits entsteht in den thalamokortikalen Schleifen.[11] Es reagiert auf Lichteinwirkung empfindlich und direkt. Wird das Licht abgeschaltet, schläft man leicht ein.

Die Hauptakteure im Zusammenspiel zwischen Tageslicht, Schlafwachrhythmus und EEG liegen damit fest. Im Folgenden wollen wir darlegen, wie das EEG am Schlafverlauf beteiligt ist, besser gesagt diesen beschreibt, und wie weitere Rhythmen im Schlaf hervortreten.

Schlafstadien

Schlaf bedeutet nicht nur achtstündige Abschaltung des Tagesbewusstseins, ein weitgehendes Erlöschen von Sinneswahrnehmungen und Schmerzen. Es ist ein aktiver Körperzustand mit merkwürdigen physiologischen Besonderheiten. Die *Rhythmusnatur* des Menschen kommt im Schlafgeschehen besonders eindrücklich zur Geltung, weil der Zustrom von zufälligen Sinneswahrnehmungen und die Steuerung durch das Bewusstsein ruhen und der Körper sich selber überlassen ist.

Durch die Beobachtung Schlafender und durch fortlaufende Messung ihrer Körperfunktionen gelangte man zum Schluss, dass der ganze Schlafverlauf in *Stadien* eingeteilt werden muss. Ein typisches Schlafprofil eines ungestörten Nachtschlafs eines Erwachsenen ist hier abgebildet.

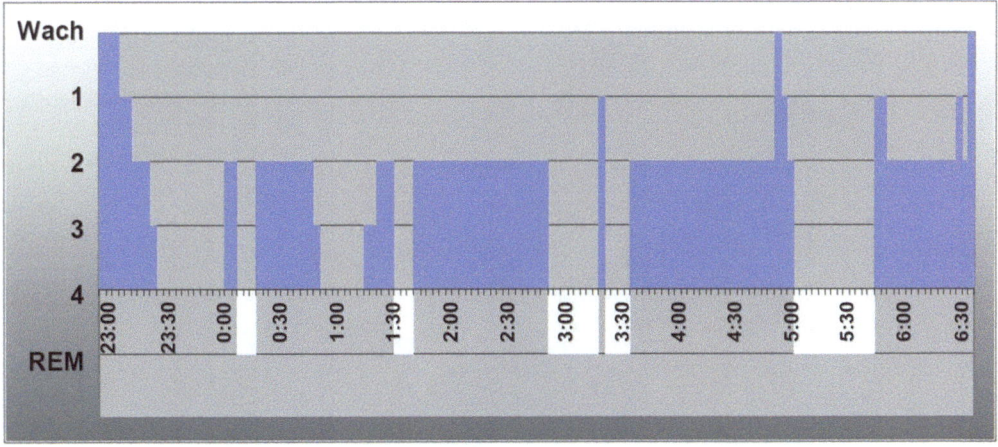

Abbildung 50   Schlafhypnogramm einer ganzen Nacht (Quantifizierung nach Rechtschaffen und Kales) [12]

Dies ist das sogenannte *Schlafhypnogramm* einer ganzen Nacht. In ihm sind die sechs Zustände in ihrer zeitlichen Abfolge dargestellt. Der Wachzustand endet um 23:10 Uhr und setzt erst nach 06:30 Uhr wieder ein. Vor 5 Uhr erwacht der Schläfer ganz kurz (Arousal), um gleich aufs Neue einzuschlafen. Der Schlaf ist eingeteilt in 4 Zyklen mit zunehmender Dauer von 70, 80, 110, 130 Minuten. Man spricht hier von einer 90-Minuten-Periodik, die das Schlafgeschehen im Durchschnitt beherrscht. In den beiden ersten Schlafzyklen wird Tiefschlaf erreicht, danach nur noch Stadium 2. Dafür ist der sogenannte *REM-Schlaf* vor den beiden letzten Zyklen sehr lang.

REM bedeutet engl. Rapid Eye Movement, schnelle Augenbewegungen. Die Augäpfel rollen unter den verschlossenen Lidern, was sich im EOG ausdrückt, als ob der Schläfer mit den Augen einem bewegten Traumgegenstand folgen würde. Gleichzeitig erschlafft die Muskulatur völlig (EMG). Das EEG wird flach, es enthält in der REM-Phase zahlreiche vermischte Frequenzen, ähnlich wie im Wachzustand. Die langsamen großen Wellen, die für den vorangehenden Tiefschlaf charakteristisch sind, fehlen hier. Der Schläfer ist im REM-Zustand schwer weckbar, dennoch weist das EEG und das EOG auf einen hoch aktiven Zustand hin. Deshalb heißt diese interessante Schlafphase auch «paradoxer Schlaf». Physiologisch ist der Eintritt der REM-Phase mit einer massiven Reduktion der vegetativen sympathischen Aktivierung verbunden. Das Auseinanderdriften der Aktivität oder der «Vigilanz»[13] der physiologischen Systeme im NonREM- und REM-Schlaf wurde in einem Diagramm eindrücklich festgehalten:

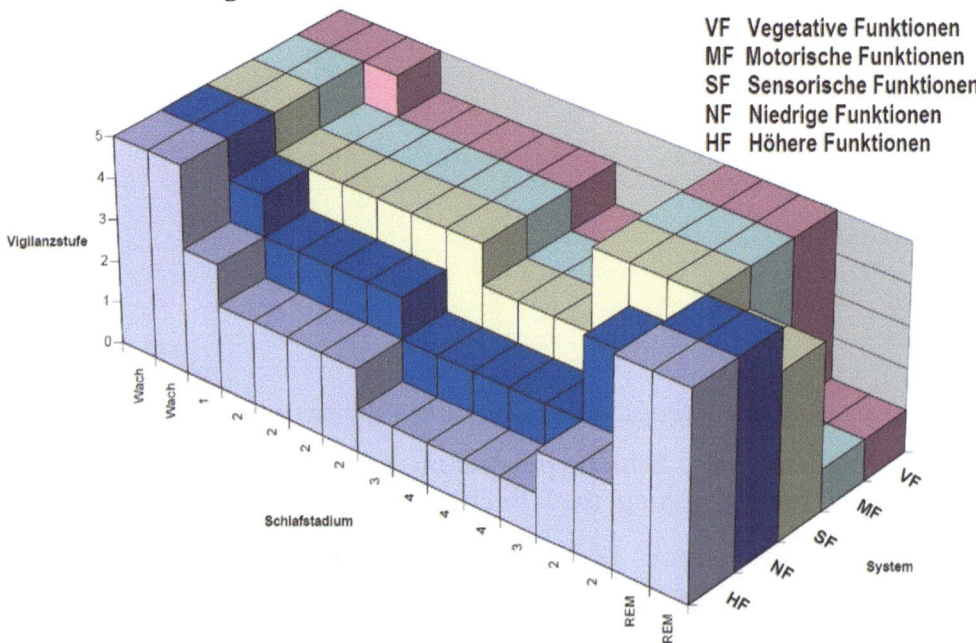

Abbildung 51 Diagramm der transversalen Betrachtungsweise der Vigilanzsysteme im Schlaf (nach Koella[14])

Die *Vigilanz* oder Wachheit, das heißt, die Bereitschaft zur Zuwendung, Aufmerksamkeit und Reaktion ist im Körper keineswegs überall und jederzeit dieselbe. Die Vigilanz erscheint im Diagramm als vertikale Skala 1-5. Im Wachstadium ist die Vigilanz maximal 5. Im Verlauf des Schlafs in der Reihenfolge der Stadien 1-2-3-4-3-2-REM verändert sich die Vigilanz, jedoch nicht in allen Funktionssystemen gleichsinnig. Es werden im Schema fünf Funktionssysteme unterschieden. Im REM-Schlaf herrscht der paradoxe Zustand höchster Vigilanz bei den zentralen Systemen und totaler Erschlaffung des vegetativen und motorischen Systems. Das sensorische System ist immer relativ leicht ansprechbar, es sinkt nie unter Vigilanzstufe 3 ab. Jeder hat schon einmal erlebt, wie er sensorisch und geistig erwachte, motorisch aber noch völlig gelähmt war.

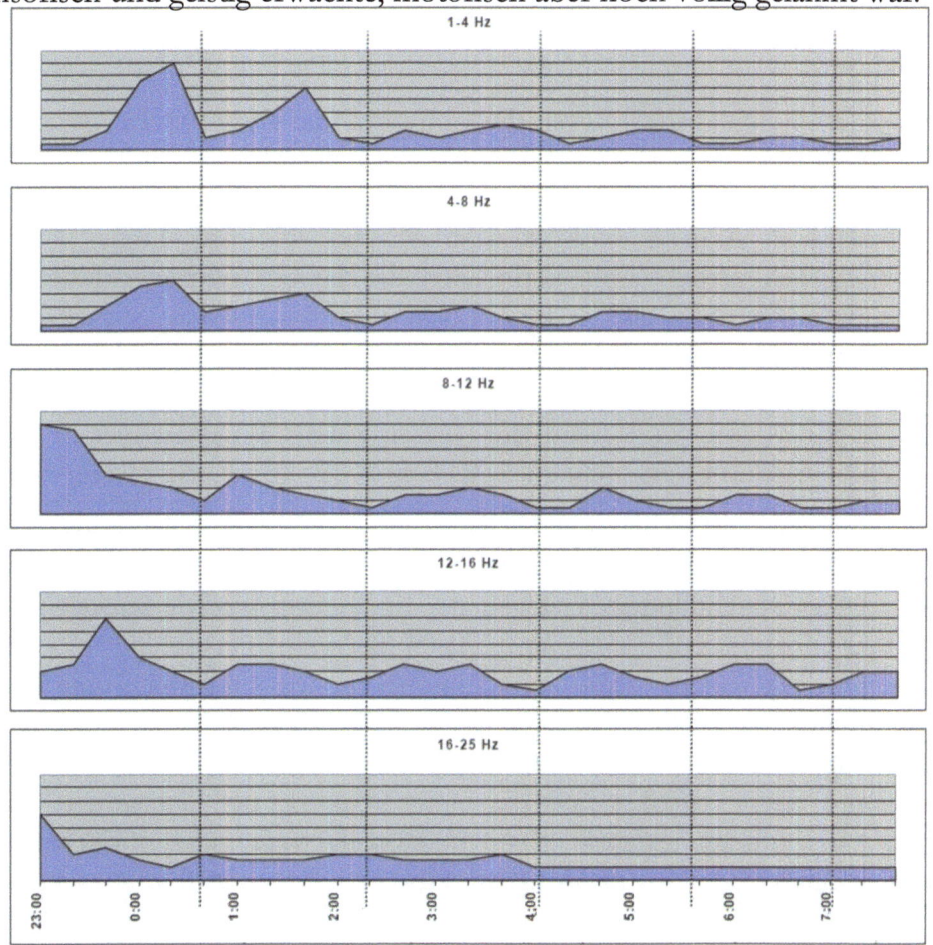

Abbildung 52 EEG-Chronospektren, Einschlafen 23:00h, Erwachen 07:40h, langsame Wellen oben, rasche Wellen unten; gestrichelt die 90-Minuten-Schlafzyklen.[15]

In den REM-Stadien werden insbesondere die Herzfrequenz, die Atmung und die Magendarmbewegungen unregelmäßiger und die galvanischen Hautreflexe nehmen zu. Charakteristisch für REM ist das

Auftreten von Myokloni (Muskelzuckungen). Versuche haben gezeigt, dass überwiegend ein *parasympathischer* Einfluss all diese Veränderungen bewirkt. Werden Schläfer geweckt, so zeigen sich vermehrt Traumberichte in den REM-Phasen. Aus diesen Befunden wird bereits deutlich, dass der Schlaf und das Vegetativum aufs Engste miteinander verschränkt sind. Schlaf ist nicht nur ein bestimmter Funktionszustand des Gehirns, am Schlafprozess ist der ganze Körper aktiv beteiligt. Umgekehrt kann man schließen, dass ein vegetativ gestörter Organismus auch einen chaotischen Schlaf bewirken kann, worauf wir unten noch eingehen werden.

Besser als im Schlafprofil bringt der Computer das rhythmische Geschehen an den Tag. Zu diesem Zweck werden etwa alle Minuten die Frequenzen im EEG errechnet mit einer sogenannten *Fouriertransformation*, welche in der musikalischen Akustik wohlbekannt ist. So wie das Licht in seine Spektralfarben zerlegt wird, kann auch das EEG, welches ein Gemisch vieler Schwingungen ist, in eine Folge von reinen Sinusschwingungen zerlegt werden. Es entstehen Chronospektren. Das sind Profile, in welchen die Stärke der Sinusschwingungen in bestimmten Frequenzbereichen Minute für Minute im Verlauf der ganzen Nacht aufgezeichnet ist. Beim Einschlafen nehmen die schnellen Wellen (8-12, 12-16, 16-25 Hz) ab und die langsamen (1-4, 4-8 Hz) verstärken sich, wie es das obige Bild 52 deutlich macht.

Die folgenden Abbildungen zeigen die Bedeutung solcher Spektralprofile bei der Einnahme von *Schlafmitteln*. Die Schlafzyklizität erscheint in solchen Schlafprofilen (oben) ohne und (unten) mit Schlafmittel ähnlich und täuscht einen natürlichen Schlafverlauf vor. Sehr unterschiedlich erscheinen die Schlafzyklen jedoch in den spektralen EEG-Profilen: Das massive Auftreten rascher Wellen und die Unterdrückung der langsamen Wellen (Bild 53 unten) zeigen das Zerstörungswerk der üblicherweise verabreichten Benzodiazepin-Hypnotika in Bezug auf die elektrische Hirntätigkeit.

Die heutige Schlafmedizin rät deshalb von Schlafmitteln ab und setzt auf verhaltenstherapeutische Therapie wie *Entspannungstraining*, Schlafrestriktion und Tagesaktivierung. In diese Gruppe gehört die Schlafregulation mit Eigenrhythmen, die EEG-basierte Psychofonie.

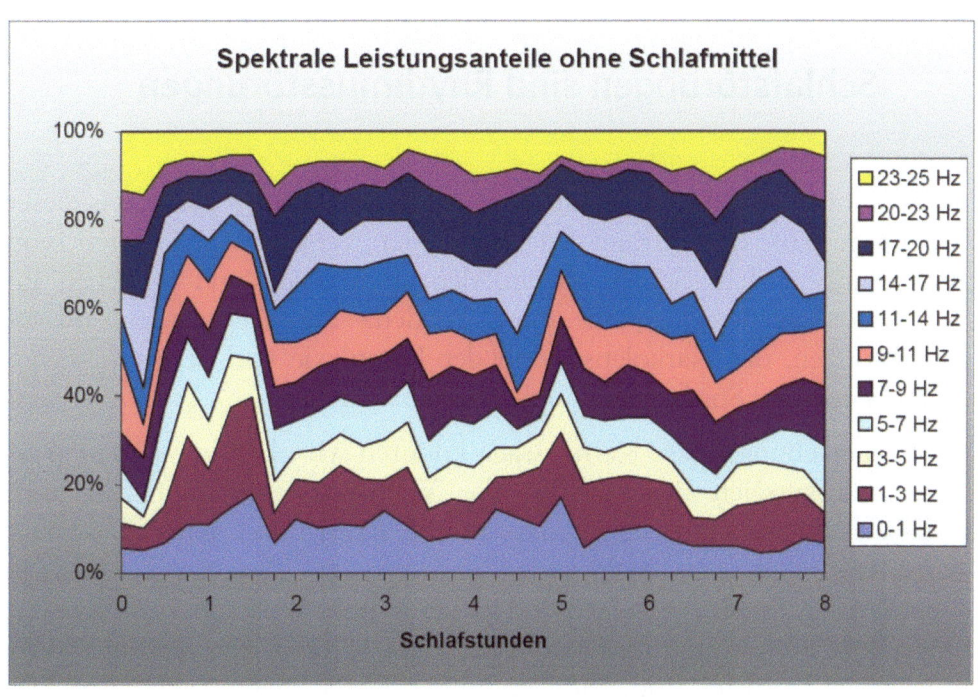

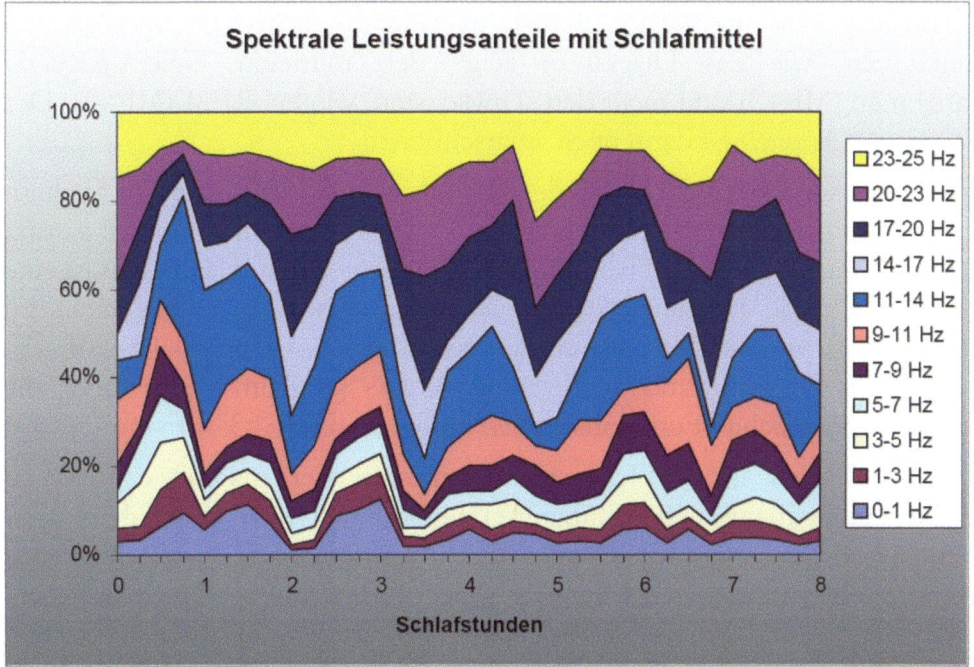

Abbildung 53 EEG-Chronospektren ohne Schlafmittel / mit Schlafmittel [16]

Schlafstörungen sind Rhythmusstörungen

Schlafstörungen sind Rhythmusstörungen. – Im Folgenden gehen wir dieser Kernaussage auf den Grund an Hand der verschiedenen Arten von Schlafstörungen, dem Schlafwandeln, dem Bettnässen und Sprechen im Schlaf, der Schlaflosigkeit mit ihrer Tendenz zur Depression und zu Angststörungen, der Narkolepsie und der Kataplexie und der verbreiteten Schlafapnoe in den Spielarten zentral und obstruktiv.

Zur Verdeutlichung dieser Kernaussage knüpfen wir oben in Abbildung 51 bei der transversalen Beschreibung der Vigilanzverläufe im Schlaf nach Koella an. Wir haben gesehen, dass es die REM-Phase gibt, in welcher Träume auftreten, was sich unter anderem in Muskelzuckungen, in Augenrollen unter den geschlossenen Lidern und in einem hoch aktiven EEG äußert. Man könnte sich vorstellen, dass *Schlafwandeln*, wovon 5% der Erwachsenen betroffen sind, vor allem in den REM-Phasen vorkommt. Das geschieht jedoch im tiefsten Schlaf, in Stadium 4, wo die motorischen Funktionen, wie das Diagramm zeigt, den mittleren Vigilanzpegel 3 einnehmen (MF=3) und nicht den schwächsten, wie bei REM (MF=1). Der motorische Apparat ist dann noch «marschbereit».

Auch *Bettnässen*, an welchem 2% der Erwachsenen leiden, findet im Stadium 4 und nicht bei REM statt, weil hier die bewusste Kontrolle minimal ist und anderseits das Vegetativum bei mittlerer Vigilanz verharrt. Harnlassen ist eine parasympathische Leistung. *Sprechen im Schlaf* entsteht ebenfalls nicht im REM-Schlaf, wo die Muskulatur des Kehlkopfs total erschlafft (MF=1), sondern im Grenzzustand des leichten Schlafs (Stadium 1), wo auch die höheren, sprachlichen Funktionen noch mitmachen (HF=3, MF=4).

Die *Schlaflosigkeit* ist ein klassisches Symptom der manisch-depressiven Psychosen. In manischen Schüben kann überhaupt nicht mehr geschlafen werden, und der Patient muss stark sediert[17] werden, damit er sich nicht total erschöpft. Schlaflosigkeit ist auch ein Hauptproblem bei Alterspsychosen, worauf das Scherzwort «senile Bettflucht» hinweist. In *Depressionen* erwachen Patienten häufiger und erreichen weniger oft das Tiefschlaf-Stadium 4. Umgekehrt kann man auch sagen, dass schlafgestörte Menschen nicht selten depressiv verstimmt, erschöpft und reizbar sind. Die wachsende Verzweiflung verhindert insbesondere das Einschlafen. Während der Nacht denkt man mit Schrecken an die Anforderungen des kommenden Tages, tagsüber droht bereits die nächste schlaflose Nacht – ein Teufelskreis, der in der Unfähigkeit besteht, sich in die natürlichen Rhythmen fallen zu lassen. *Angst und Panik* sind verbreitete Schlafverhinderer und gehen oft mit einer schweren Persönlichkeitsstörung einher. Zuweilen ist aber der Schlaf weniger schlecht als von der Schläferin befürchtet; es besteht eine Fehlwahrnehmung des eignen Schlafs. Die Messungen im Schlaflabor oder auch ein am Handgelenk getragenes Aktivitätsmessgerät geben objektiv Aufschluss, sodass sich manche Befürchtungen in nichts auflösen. – Messtechnik als Therapie!

Das wichtigste Resultat der experimentellen Schlafforschung ist die Entdeckung der *Schlafzyklen*. Diese gibt es auch in der Tierwelt. Das schlafende Tier meldet sich nicht einfach nur für ⅓ des Tages von der Umwelt ab, es durchläuft rhythmische Phasen, in denen es erwacht, beinahe erwacht oder leichter geweckt werden kann. Das Wahrnehmen von Reizen aus der Umgebung ist auch während des Schlafs sehr selektiv. Man denke etwa an die Mutter, die beim leisesten Geräusch des Babys erwacht, der das Schnarchen des Mannes, mit dem sie das Bett teilt, aber nichts ausmacht. Oder an den Hund, der das laute Schlagen der Stubenuhr überhört, bei Schritten im Treppenhaus aber sofort angibt. Darüber hinaus ist diese Weckschwelle zyklisch herauf- oder herabgesetzt, wie man mit experimentellen Weckreizen gemessen hat. Die Zyklen der Weckbarkeit stimmen mit den Schlafprofil-Zyklen überein. Umgekehrt gibt es tagsüber einen Schlafdruck, der diese Variabilität ebenfalls zeigt. Die Vigilanz nimmt wellenförmig zu und ab. Darüber gibt es zahlreiche arbeitsphysiologische Studien, besonders in Berufen, bei denen das Wachsein am Arbeitsplatz sicherheitsrelevant ist. Die *Vigilanz* hat auch sehr kurze Schwankungen bis in den Sekundenbereich.[18] Sie ist wie viele andere biologische Größen eine «Schwingungsvariable», wobei, wie oben deutlich gezeigt wurde, die Grundschwingung der zirkadiane Rhythmus ist.

Darauf basiert ein *Modell der Schlafsteuerung*, das von einer zirkadianen Wiederkehr der Schlafbereitschaft ausgeht.[19] Dieser natürliche Rhythmus, der etwa dem Sonnenumlauf entspricht, ist vom Schlafverhalten unabhängig. Das Körperinnere richtet sich im Normalfall nach diesem Gleichmaß, z. B. die Körpertemperatur oder der Hormonspiegel.

Daneben wurde ein rechnerisches Potential postuliert, das sich nach Aufwachen exponentiell auflädt und beim Einschlafen exponentiell entlädt, wie man es von einem Kondensator kennt. Es könnte dem Auf- und Abbau einer körpereigenen Schlafsubstanz entsprechen, nach der man nicht ohne Hintergedanken (Schlafmittel intensiv gesucht hat. Das messbare Schlafbedürfnis ist die Differenz zwischen beiden Kurven. Es ist am Morgen bis mittags gering, am Abend beim Einschlafen maximal; in der Frühe beim Aufwachen ist es null. Das Modell erklärt die Tatsache, dass es bei mehrtägigem Schlafentzug nebst einem anwachsenden Schlafdruck auch eine tageszyklische Schwankung gibt. Solche Versuchspersonen haben ihre größte Krise in den frühen Morgenstunden der folgenden Freinächte. Der Abstand zwischen beiden Kurven ist dann maximal. Wie zu erwarten war, hat dieses Modell der Schlafregulation den natürlichen Schlafstoff nicht gebracht, aber einem verhaltens-therapeutischen Ansatz die Tür geöffnet und eigentliche Rhythmustherapien etabliert.

Auf dieser Grundlage versucht man Depressionen mit einer gezielten Verschiebung der Bettzeit, also mit Schlafentzug, entgegenzuwirken. In einem bekannten Fall[20] wurde die Schlafzeit um 6 Stunden vorverschoben, die Patientin ging schon um 17 Uhr zu Bett. Dieses Vorgehen beruhte auf der Beobachtung, dass bei der depressiven Frau die zirkadiane Rhythmik nicht mehr normal spielte. Eine so frühe Bettzeit war besser im Einklang mit anderen Körperrhythmen, zum Beispiel mit dem Rhythmus der Körpertemperatur. Die Depressionen brachte man auf diese Weise während 14 Tagen zum Verschwinden. Als wieder die ursprüngliche Phasenbeziehung zwischen Körpertemperatur und Schlafrhythmus erreicht war, traten die Depressionen erneut auf. Ein abermaliges Vorverschieben des Einschlafens brachte abermals den gewünschten antidepressiven Effekt.

Dieses Experiment zeigt, dass hier eine Rhythmustherapie anstelle der wirkungslosen medikamentösen Therapie einen Erfolg erwirkte und dass sich hinter Schlafstörungen körpereigene Rhythmusstörungen verbergen können. Dass eine reine Rhythmusverschiebung schwere Depressionen zeitweise zum Verschwinden bringen kann, erlaubt neuartige Einblicke in das Wesen der Depressionen, die bekanntlich in Wellen kommen und gehen. Entstehen Depressionen durch einen Synchronisationsmangel, das heißt durch eine Phasenverschiebung zwischen Vigilanzsystemen? Dann müsste eine forcierte Rhythmuskoordination, wofür ein Orchester einen

Dirigenten braucht, die Depression zum Verschwinden bringen. Ob sich die Therapien durchsetzen werden, die Depressionen mit Rhythmusregulation kurieren, wird die Zukunft weisen. Wenn ja, wären auch Depressionen Rhythmusstörungen.

Eine wichtige Gruppe der Schlafstörungen sind die *Narkolepsien*, davon ist etwa ein Promille der Bevölkerung betroffen. Die Betroffenen stoßen auf viel Unverständnis, und haben sich deshalb schon 1983 in einer eigenen Patientenorganisation, der Schweizerischen Narkolepsie-Gesellschaft, organisiert.[21] Narkolepsie ist eine unwiderstehliche Schläfrigkeit durch eine Störung der Regulation des Schlaf- und Wachzustandes. Es ist ein Schläfrigkeitsrhythmus, der in Abständen von vier Stunden wiederkehren kann. Generell folgt der Zustand des menschlichen Körpers bei erhöhter Müdigkeit einer 12-stündigen und bei weiter zunehmendem Schlafdruck einer 4-stündigen Periodik. Diese ultradiane Periodizität scheint die zeitliche Grundstruktur der Schlafbereitschaft des Organismus zu sein. Man erinnere sich an die entsprechenden Rhythmen des Neugeborenen. Die Störung kommt in der Pubertät, im jungen Erwachsenenalter, aber auch im bevorstehenden Pensionsalter vor. Von beiden Altersstufen weiß man, dass sich die EEG-Grundaktivität rascher verändert als im mittleren Lebensalter. Das Hervortreten der 2. und 6. Harmonischen im zirkadianen Schlafrhythmus könnte man mit Blick auf den Babyschlaf als Regression bezeichnen. Narkolepsie ist begleitet von einer Reihe spezieller Symptome, allen voran ein plötzliches Erschlaffen der Skelettmuskulatur in der Folge einer heftigen Gemütsbewegung.

Diese sogenannte *Kataplexie* ist ein untrügliches Kennzeichen der Narkolepsie. Im Vigilanzschema von Koella entspricht dies einem vollständigen Abschalten der motorischen Vigilanz, wie dies normalerweise nur noch im REM-Schlaf vorkommt. In schweren Fällen bedeutet dies Bewegungsunfähigkeit, Verlust der Sprechfähigkeit, sogar Atemlähmung, was Todesängste hervorrufen kann, zumal das Bewusstsein nicht vermindert ist. Wie bei REM können die Augen noch bewegt werden. Dies erinnert an die grausamen Fälle mit Locked-in-Syndrom, wo dieser Zustand Dauerzustand ist. Eine weitere Parallele zeigt sich in der Verminderung der Tiefschlafmenge,[22] wobei der Schlaf-Wach-Zyklus grundsätzlich beibehalten wird: Der Schlaf wird flacher, weil die großen Perioden von kürzeren und kleineren überlagert sind.

Ort des Geschehens ist hier wie dort der Hirnstamm, genauer der vordere Teil des Hirnstamms etwa ab der Mitte des Pons in der Eintrittshöhe des Trigeminusnervs bis zur Spitze des Mittelhirns unterhalb des Thalamus. Angrenzend an diese Bereiche liegt das periaquäduktale Grau[23], das als Quelle der Migräneanfälle identifiziert wurde. Auch Kopfweh wurde bei Narkolepsie beobachtet. Im Unterschied zum Locked-in-Syndrom ist der vordere Hirnstamm bei Kataplexie nicht dauernd geschädigt, sondern eine von Nervenstürmen heimgesuchte Region. So entsteht eine Migräne im periaquäduktalen Grau. So kann man sich auch die Entstehung der Kataplexie vorstellen, die allerdings viel schneller vorüberzieht. Nach dem chaotischen Zusammenbruch stellt sich die alte Ordnung spontan wieder her. Da die Bahnen, welche die motorischen Signale in den Körper leiten, im vorderen Teil des Hirnstamms liegen, bewirkt eine Dysfunktion in dieser Region die Lähmung der Skelettmuskulatur. Es gibt eine Ausnahme bei gewissen Augenmuskeln, die durch Nerven im hinteren Teil des Hirnstamms angesteuert sind. Sie funktionieren noch in einem Kataplexie-Anfall und sie bilden bei Locked-in-Patienten die einzige, äußerst wertvolle Kommunikationsverbindung zur Außenwelt. Ein an Locked-in erkrankter Journalist hat durch Blinzeln sogar ein Buch diktiert.[24]

Andere unspezifische Begleiterscheinungen der Narkolepsie sind akustische Halluzinationen oder optische in Form von Trugbildern, Schwindel, Gleichgewichtsstörungen, abartige Tastempfindungen und Gefühle.

Der 4-stündige Aktivitätsrhythmus der Narkolepsie setzt sich auch in der Nacht fort und führt zu einem sehr unruhigen Schlaf, namentlich bei älteren Menschen. Beim Einschlafen gibt es keine Stufenleiter 1-2-3-4 zum tiefsten Schlaf, bevor REM auftaucht, sondern man fällt sogleich in den REM-Zustand, oft noch bei Bewusstsein, was zu eigenartigen Schlaf-/Wach-Mischzuständen führt. Für die Behandlung müssen tagsüber bis drei Schlafpausen eingeführt werden. Der Mittagsschlaf ist dringender als das Mittagessen. Trotz der starken seelischen Belastung, vor allem durch sekundäre Aufarbeitung der oft schwierigen sozialen Konflikte und der mit dem Kontrollverlust einhergehenden Angst, ist *Narkolepsie* keine Geistes- oder Gemütskrankheit, sondern einfach eine *Fehlorchestrierung* der basalen Vigilanzsysteme.

Alle drei Funktionszustände, Wach, NonREM- und REM-Schlaf, weisen bei Narkolepsie qualitative Veränderungen auf im Sinne einer Vermischung und Entdifferenzierung.[25] Der Wachzustand ist von REM-Episoden durchsetzt; in REM-Phasen erschlaffen die Muskeln nicht genügend und es treten viel häufiger Muskelzuckungen auf und weiteres mehr. Im Blick auf das Vigilanzmodell von Koella kann man von einer mangelhaften Synchronie der fünf Vigilanzsysteme sprechen. Kurzum, der Vigilanzapparat ist nicht mehr ordentlich orchestriert.

Die Psychofonie kann das rituelle Ruhepausenregime ideal unterstützen genauer gesagt konditionieren. *Vigilanzregularisierung* ist eine Hauptwirkung der Psychofonie. Oft helfen schon kleinere Verhaltensmaßnahmen, um solchen Menschen ein vollwertiges Leben am Arbeitsplatz und in der Freizeit und in der Familie zurückzugeben.

In dieser Problematik kann Psychofonie eine therapeutische Rolle einnehmen, da harmonisierende Korrekturimpulse durch den anatomischen Verlauf der Hörbahnen im Hirnstamm an den Ort der Dysfunktionen zurückgeführt werden. Es ist nicht bloß die «Entspannung», die unsere Hör-Therapie bewirkt. «Entspannung» ist überhaupt ein Allerweltsbegriff, der nicht viel aussagt. Es ist eher eine Regularisierung, die Förderung des Zusammenklangs der Einzelinstrumente, die zur Besserung führt, die je nach Tageszeit und zirkadianer Phasenlage erfrischtes Aufwachen oder genussvolles Einschlafen bedeutet. Wir finden uns in «einem Zustand der Gelassenheit, der Ruhe und der Heiterkeit»,[26] den die Adepten spiritueller Schulen anstreben. Mit Psychofonie ist dieser Zustand sehr einfach zu erreichen, ohne dass ich den weltanschaulichen Boden verlassen muss, in dem ich als Westmensch verwurzelt bin.

Wenden wir uns abschließend einer verbreiteten Krankheit zu, der *Schlafapnoe*, der ebenfalls mit Verhaltenstherapie beizukommen ist. Auch Psychofonie ist Verhaltenstherapie, sie wirkt freilich im Unbewussten, in den nicht willentlich beeinflussbaren Quellgebieten des Schlafes. Diese Krankheit manifestiert sich zunächst in einem unüberhörbaren Schnarchen. Wer zum Beispiel im Militär oft in Massenunterkünften mit zwanzig oder mehr Männern übernachten musste, wird festgestellt haben, dass kaum eine Nacht ohne das unüberhörbare «Holz zersägen» verging. Da war immer einer oder auch mehrere Männer, die so sehr störten, dass sie am Morgen Zielscheibe des Spotts oder gar des Zorns der Kameraden wurden, die nicht schlafen konnten.

Selber bemerkt man den eigenen Schnarchlärm nicht. Umso mehr fühlen sich die Schlafpartner davon gestört, kein Wunder, denn Messungen haben gezeigt, dass Lautstärken in der Größenordnung eines Presslufthammers ohne Weiteres erreicht werden.

Schnarchen, welches durch einen Tonusverlust der Gaumen- und Rachenmuskulatur in den REM-Phasen erklärt werden kann, ist ebenso verbreitet wie harmlos, kann aber in pathologischen Fällen die Atmung vorübergehend zum Stillstand bringen. Der Körper ergreift autonome Gegenmaßnahmen, das Herz schlägt schneller, der Blutdruck steigt, Stresshormone werden ausgeschüttet, die Lungenmuskulatur wird immer kräftiger innerviert, bis sich der Kehlkopf explosionsartig wieder öffnet.

Doch es waren Zeiträume bis über eine Minute Dauer, in denen keine Frischluft in die Lunge gelangen konnte und das Gehirn zu wenig Sauerstoff hatte. Hier beginnt das ernsthafte Problem. Es liegt auf der Hand, dass solche Schläfer ein arg gestörtes Schlafprofil haben und deshalb unausgeruht erwachen. Es ist auch recht ungemütlich, einschlafen zu müssen in der Angst, sich unbewusst selbst zu erwürgen. Entsprechende psychische und zwischenmenschliche Probleme entstehen. Selbst die bravste Gattin kann ungemütlich werden, wenn der Mann sie mit derartigen Krisen am Schlafen hindert: Familiäre und soziale Konsequenzen sind vorprogrammiert. Wenn dann noch übermäßiger Alkoholkonsum oder eine allzu üppige Leibesfülle als Ursache vermutet werden muss, wird der Kranke schnell zum Sündenbock. Kurzum, die recht häufige Form der Schlafapnoe, man rechnet mit 2 - 4 % der Erwachsenen zwischen 40 - 60 Jahren, ist ein verbreitetes Übel.

Von dieser *obstruktiven Apnoe* durch Verschluss der Atemwege unterscheidet man die *zentrale Apnoe*, bei welcher – wie es der Name sagt – gewisse Steuerungszentren rhythmische Atembewegungen vorübergehend aussetzen lassen. Der im Nervendickicht der Formatio reticularis im Stammhirn gut geschützte Atmungsgenerator besteht aus vernetzten Neuronengruppen, die komplizierten funktionellen Einflüssen ausgesetzt sind. Sind sie gestört, kann es zu Aussetzern kommen, die man nicht durch handfeste Verhaltensänderungen wie abnehmen oder weniger trinken und mehr Sport kurieren kann. Bei der zentralen Apnoe kommt eine Atemsteuerung mit einer Gesichtsmaske zum Einsatz, wie sie der Militärpilot zur Atmungsunterstützung tragen muss. Wenn die Sauerstoffsättigung des Blutes unter eine Alarmgrenze sinkt, wird die Beatmung durch die Maske rhythmisch unterstützt.

Eine solche CPAP-Therapie kann zu Hause ausgeführt werden und bringt die ersehnte Linderung von heute auf morgen. Jedoch ist es nicht jedermanns Sache, wie ein Jetpilot ins Bett steigen zu müssen. Zuweilen wird die Maske auch als zusätzliche Bedrohung empfunden, denn man muss sich ja einem Gerät anvertrauen, das auch einmal stillstehen könnte. Auf längere Sicht hofft man, das Spiel der endogenen Rhythmen wieder ins Lot bringen zu können. Nur eine individuelle und alle Ebenen der Person ausleuchtende Therapie kann eine ursächliche Lösung bringen. Aber an die heilkräftigen Fähigkeiten des Therapeuten oder an die Erfahrung der Ärztin sind hier besonders hohe Ansprüche gestellt, denn es geht immerhin um die Abwendung einer lebensbedrohlichen Situation.

Da eine wirksame Kur bei Schlafstörungen auf eine Art Neuorchestrierung von vegetativen Hirnzentren hinausläuft, ist eine medikamentöse Odyssee nicht angebracht. Denn Medikamente habe nichts, aber auch gar nichts Rhythmisches in sich. *Es ist nichts Musikalisches in der Pille.* Wie sollen denn dadurch Rhythmen neu arrangiert werden können? Im besten Falle schafft es der Patient selbst, aus sich selbst heraus, den Takt und die Konsonanz (Zusammenspiel) seiner autonomen Schwingungen wieder herzustellen. Eine ganze Reihe von therapeutischen Impulsen mögen ihm dazu Anstöße gegeben haben, aber schlussendlich heilt es spontan.

Die pharmakologisch orientierte Medizin ist solchen Heilvorgängen gegenüber sprachlos und eher etwas unzufrieden, denn sie kann es gezielt nicht ausrichten. Sie kann wohl CPAP anordnen, den Notfall abwenden und damit die Voraussetzung für aufbauende Heilangebote schaffen, aber auf lange Sicht dürfte auch CPAP keine Lösung sein und eine chronische Medikation erst recht nicht.

Schlafregulation mit Psychofonie

Der gesunde Schlaf ist im Wesentlichen das ungehinderte Spiel einiger biologischer Vigilanzrhythmen. Fragen wir uns deshalb zum Schluss: Welche Rolle kann Psychofonie in dieser Hinsicht spielen? Die Schwingungsberge und -täler sind für die verschiedenen Körpersysteme nicht starr. Sie funktionieren in einer elastischen Phasenbeziehung, die wir im Diagramm der Vigilanzsysteme von Koella gesehen haben.

Im gestörten Schlaf zerfällt dieses wundersame Gefüge, die Phasenkoppelung wird lockerer oder ist zerstört. Die Schwingungsamplituden werden flacher, und es treten zusätzliche schnellere Rhythmen auf. In schweren Fällen wird das ganze Schwingungsbild zu einem dysrhythmischen Geflimmer, wie das Herz bei einem Herzinfarkt. Genauere EEG/PSG[28]-Messungen zeigten, dass die üblichen Schlafmittel die Rhythmen unnatürlich verändern oder zerstören. Das Ziel einer nachhaltigen Therapie muss sein, alle Hindernisse wegzuschaffen, welche die biologischen Rhythmen daran hindern, ihres Amtes zu walten. Der Kranke muss lernen, mit sich selbst wieder in Einklang zu kommen. Schlafexperten haben geschätzt, dass bei schweren psychophysiologischen Insomnien allein durch Verhaltenstherapie in etwa 75 % aller Fälle eine drastische Besserung erreicht werden kann.[29] Dafür gibt es wichtige Ratschläge, wie etwa diejenigen der Zurzacher Schlafklinik[30]:

Planen Sie die Schlafzeit so sorgfältig wie Ihre Arbeit und Ihre Freizeit.

Regelmäßige Schlafzeiten, Schlafmanko vermeiden, kurzer Mittagsschlaf machen.

Zu lange Bettzeiten können ihren Schlaf verschlechtern.

Störungen und Licht abschirmen, Raumtemperatur kontrollieren, Bettkomfort, Störungen durch Bettpartner und Haustiere vermeiden, keine Geräte im Schlafzimmer, keine aufwühlenden Diskussionen vor dem Schlafen.

Stimmen Sie sich auf den Schlaf ein.

Schlafritual finden, Sorgen ausblenden, Entspannung vor dem Einschlafen.

Überprüfen Sie Ihre Lebensgewohnheiten.

Nikotin, Alkohol, Haschisch und koffeinhaltige Getränke (Kaffee, Schwarztee, Grüntee, Cola, Energydrinks) können den Schlaf stören, Toilettengänge in der Nacht vermeiden, deshalb nur bis 16 Uhr viel trinken, regelmäßig Sport treiben, jedoch zwei bis drei Stunden vor dem Einschlafen aufhören.

Psychofonie ist ein ideales Schlafritual ...

Psychofonie kann in diese Strategie für einen besseren Schlaf ideal eingebaut werden, aus folgenden Gründen: Das Abhören dauert 10 Minuten, danach stellt der unter dem Kissen verborgene Musik-Player selber ab. Beim Wechseln der Schlafposition fallen die kleinen Ohrhörer aus den Ohren und stören nicht. Verhaltensmediziner haben immer empfohlen, eine aktive Entspannungsmethode[31] anzuwenden, die man erlernt hat und unter Aufbietung des Willens vor dem Schlafengehen durchexerziert. Die Willensanstrengung und Konzentration solcher Übungen sind aber einer Entspannung hinderlich. Oder umgekehrt: Wer fast einschläft, kann eine Entspannungsübung nicht richtig durchführen. Psychofonie ist ein ideales Schlafritual, welches man auch müde und ohne Willensanstrengung durchführen kann. Man muss nur die Ohrhörer aufsetzen, den Rest macht die Psychofonie selbst. Man muss sich nicht aktiv zum Hören zwingen. Die Psychofonie-Klangberieselung wirkt auch im Übergang zum Einschlafen und im Einschlafen selbst. Man kann das Ritual völlig passiv genießen, wie das Hören einer andern Musik. Die Psychofonie-«Musik» hat aber nachgewiesenermaßen einen besonders guten Effekt,

... weil sie vom eigenen EEG hergeleitet ist.

Eine *randomisierte, placebokontrollierte, internationale Studie* ging dieser sehr interessanten Feststellung auf den Grund. Bereits in offenen Anwendungsbeobachtungen hat sich Psychofonie als besonders wirksam gezeigt.

Abbildungen 54 und 55 nächste Seite:

Oben: Differenz der Rohwerte im Gießener-Beschwerdenbogen: Eine 12-wöchige Psychofonie-Anwendung zeigt in allen Beschwerden deutliche Verbesserungen, und die echte Psychofonie bringt stärkere Heileffekte verglichen mit den Placebo-Klangfolgen.

Unten: statistische Auswertung: Stark signifikant ($p < 0.05$) ist Psychofonie wirksamer als Placebo bei Magenbeschwerden, Kopfschmerzen und allg. Beschwerdedruck. Dass beim allgemeinen Beschwerdedruck sogar Placebo signifikante Besserungen zeigt, weist darauf hin, wie gut Psychofonie auch zur allgemeinen Stressbekämpfung mit vielseitigem Beschwerdebild verwendet werden kann. Diese wissenschaftlich strenge Studie[32] bestätigt vollumfänglich alle unsere einfacheren Studien[33,34], Erhebungen und zahlreichen Fall-Beobachtungen[35].

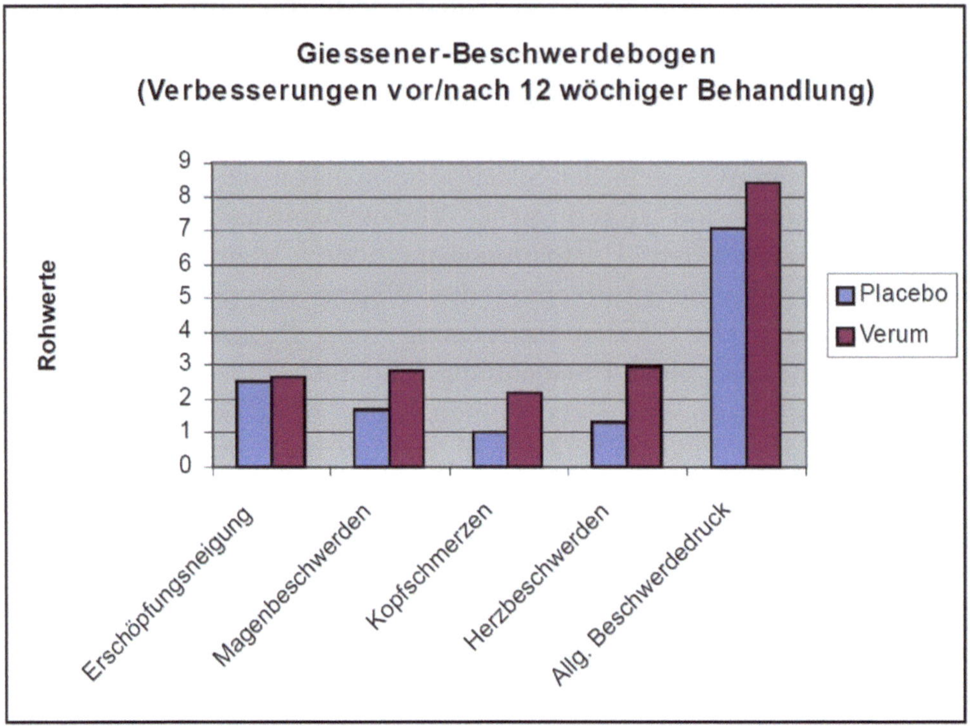
Giessener-Beschwerdebogen
(Verbesserungen vor/nach 12 wöchiger Behandlung)
Rohwerte
9
8
7
6
5
4
3
2
1
0
Placebo
Verum
Erschöpfungsneigung
Magenbeschwerden
Kopfschmerzen
Herzbeschwerden
Allg. Beschwerdedruck

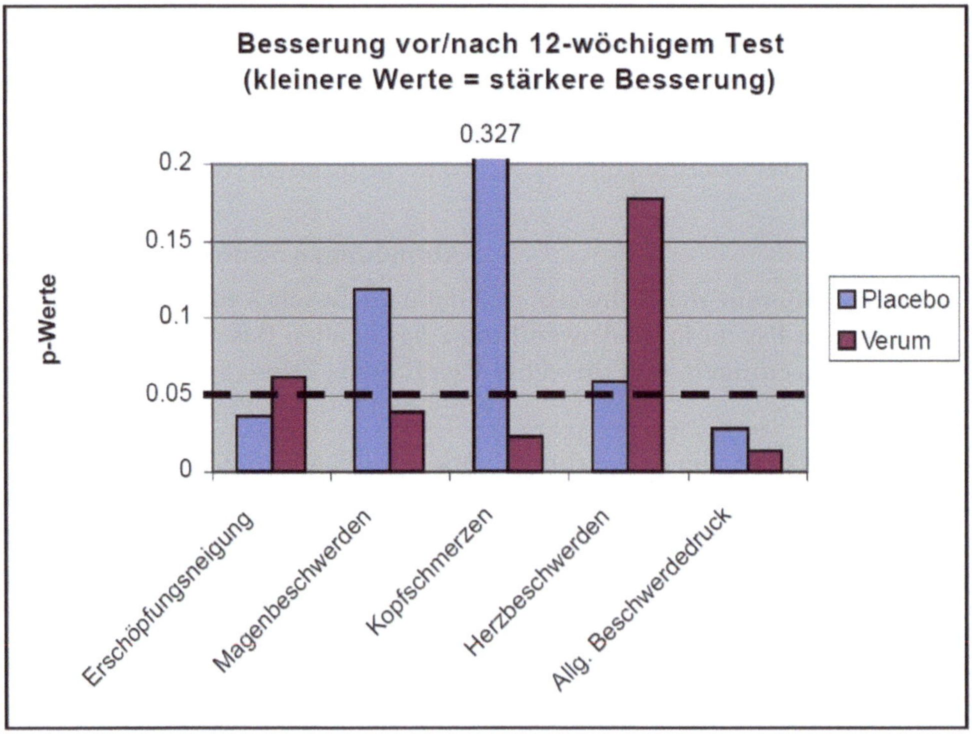
Besserung vor/nach 12-wöchigem Test
(kleinere Werte = stärkere Besserung)
0.327
p-Werte
0.2
0.15
0.1
0.05
0
Placebo
Verum
Erschöpfungsneigung
Magenbeschwerden
Kopfschmerzen
Herzbeschwerden
Allg. Beschwerdedruck

Zur Überprüfung der Psychofoniewirkung wurde eine placebokontrollierte doppelblinde Studie bei Patienten mit Migräne und Mischkopfschmerz durchgeführt. Es wurden 32 Patienten (25w/7m) analysiert. Einschlusskriterien waren mindestens zwei Jahre bestehende Migräne oder Mischkopfschmerzen nach den Kriterien der IHS-Klassifikation, Alter zwischen 16 und 60 Jahren, keine fortschreitende neurologische Erkrankung und keine psychotische Erkrankung in der Anamnese. Die Patienten wurden randomisiert entweder mit Placebo (n=13) oder Verum (n=19) behandelt. Alle Beteiligten waren dafür verblindet. Die Psychofonie-Klangmuster wurden aus dem EEG der Patienten nach dem standardisierten Psychofonie-Verfahren hergeleitet, die Placebo-Klangmuster stammten aus einem Zufalls-EEG mit null Patientenanteil. Sie waren klanglich nicht von echten Psychofonien zu unterscheiden. Nach Einschluss in die Studie wurden die Patienten nach vier Wochen Baseline-Phase der 12-wöchigen Behandlungsphase unterzogen. Zu Beginn und am Ende der Behandlungsphase wurde eine psychometrische Testung mit dem Freiburger Persönlichkeitsinventar, dem Giessener Beschwerdebogen, dem State Trait Anxiety Inventory, sowie dem Self Rating Depression Scale durchgeführt. *Angst* und *Depressionen* werden tendenziell günstig beeinflusst. Im Persönlichkeitsinventar zeigten sich *keine Persönlichkeitsveränderungen.*

Im Gießener-Beschwerdebogen zeigten sich in der Behandlungsgruppe signifikante Besserungen (p<0.05) in Hinblick auf den *allgemeinen Beschwerdedruck* und auch beim *Kopfschmerz* und bei den *Magenbeschwerden.* Die Placebogruppe zeigte signifikante Rückgänge beim Beschwerdedruck und bei der Erschöpfungsneigung. In dieser placebokontrollierten Untersuchung zeigte die genaue Auswertung der Zahlen eine spezifische Wirksamkeit des Verfahrens bei Mischkopfschmerz und Migräne sowie bei den damit einhergehenden nervösen Magen-/Darmbeschwerden. Auch die nervösen Herzbeschwerden werden, wenngleich etwas weniger stark, günstig beeinflusst. Nebenwirkungen und Persönlichkeitsveränderungen wurden keine beobachtet. Man vergleiche dazu die Abbildung 55.

<u>Fazit der Doppelblindstudie</u>: Die Psychofonie, welche von den individuellen Patienten-EEGs ausgeht, ist – und dies ist ein wirklich eindrückliches Resultat – objektiv stärker wirksam, als eine statistisch hergeleitete Psychofonie. *Das eigene EEG verschlüsselt in einer Klangfolge als Therapeut!* Und es braucht niemand Angst zu haben, dass dadurch die Persönlichkeit verändert wird.

Wenn aber die aus dem eigenen EEG hergeleitete nebenwirkungsfreie Psychofonie binnen 12 Wochen eine so deutliche Wirkung zeigt, die, wie eine Studie aus dem Kantonsspital Glarus[36] beweist, im Laufe eines Jahres nochmals kräftig zulegt, dann liegt es nahe, dieses «Musikament» auch für die Schlafverbesserung zu nutzen. Da wir empfehlen, morgens beim Aufwachen und abends vor dem Einschlafen Psychofonie im Bette liegend abzuhören, haben Tausende in einer Million oder mehr Nächten bereits davon profitiert. In unserer einfachen Umfrage an 205 überwiegend Kopfwehpatientinnen wurde eine Entspannung von 36 %, eine Schmerzlinderung von 40 %, eine Medikamentenreduktion von 36 % und eine *Schlafverbesserung* von 14 % als *Haupteffekt* durch das Psychofonie Hören angegeben. Zusammengenommen haben über 71 % einen Nutzen davongetragen. Wenn in einem so vermischten Patientengut von einem so deutlichen Psychofonie-Nutzen auszugehen ist, dann muss Psychofonie als Schlaftherapie in Betracht gezogen werden, zumal Entspannungsübungen[37] den Schlafgestörten so oft helfen konnten. Psychofonie sollte ein Mittel der ersten Wahl sein. –

Wir möchten unsere Beobachtungen mit Psychofonie und die langjährigen Erfahrungen in Bezug auf Schlafverbesserung wie folgt zusammenfassen:

Psychofonie ist ein erstklassiges Schlafmittel: Es eignet sich ideal als Aufhänger für die von vielen Schlafexperten geforderte Ritualisierung des Einschlafens. Schlaf bedeutet Abwendung von den Außeneinflüssen und Zuwendung und Fallenlassen in das eigene Selbst. Psychofonie lädt die Schlafenden zu einer klingenden Zentrierung ein, denn im EEG ist das ruhende Selbst schwingend repräsentiert. Schlaf ist Rhythmusgeschehen; die den Menschen bestimmenden Rhythmen werden im Schlaf deutlicher spürbar; Schlafstörungen sind oft Rhythmusstörungen. Psychofonie als klingende Selbstbegegnung vermag Dysrhythmien zu harmonisieren und stellt die Phasenbeziehungen sanft, aber nachhaltig wieder her, weil es über das Ohr wirkt, das man als Rhythmuskontrollorgan in allen Kulturen anerkannt hat. Das Gehör bestreicht oder durchkreuzt die im Hirnstamm liegenden schlaf- und atmungsbestimmenden Kerne, und es wirkt direkt in das Gemüt. Psychofonie wirkt wie das Schlaflied aus der Kinderzeit.

Die vielfach belegten schmerzlindernden Effekte der Psychofonie tragen ebenfalls zu einem ruhigen Schlaf bei. Schmerzbedingte Aufwachphasen werden schneller unterbrochen.

Schließlich löst Psychofonie auch *kognitive* Schlafhindernisse auf. Gedankenkreisläufe, bohrende Verarbeitungsvorgänge von belastenden Ereignissen, obsessive Ängste und Sorgen werden unbewusst gestoppt, wie immer wieder beobachtet wurde. Psychofonie wird von vielen Nutzerinnen als dauerndes Ritual benützt, weil es so angenehm ist und sich unauffällig in die Alltagssituationen einordnen lässt. Schließlich erwacht, wer die «Vigilanzmusik» Psychofonie hört, auch besser, denn Erwachen erfordert eine völlige Reorganisation des Vigilanzschemas. Psychofonie erleichtert das Eintreten in den ungetrübten entspannten Wachzustand, von welchem sie ursprünglich hergeleitet ist.

Legen Sie Ihre Psychofonie unter das Kopfkissen, erwachen Sie gut! –

Wer sich auf Schlafforschung einlässt, wird zwar von der Fülle der Fakten beeindruckt, wird aber von einer gründlichen Zusammenschau oder Deutung eher selten erfahren. Im Blick auf den schwingenden und klingenden Kosmos des Schlafgeschehens lassen wir deshalb zum Schluss den Astrophysiker Norbert Pailer[38] beziehungsweise seine im Klavier umherirrenden Mäuse zu Wort kommen:

Die Entdeckung simpler schwingender Stahldrähte hat die Mäusewelt erschüttert.
Sie wurde nun aber immer fortschrittlicher, moderner und aufgeklärter.
Der nächste Schritt erfolgt bald und war die Entdeckung einer Verfeinerung,
dass nämlich Hämmerchen auf Stahldrähte schlagen,
um sie zum Schwingen zu bringen.

Ein paar wenige wunderten sich über die «Kleine-Hämmerchen-Theorie»
und lehnten diesen Erklärungsversuch als nach wie vor unzulänglich ab.

Danach kam das, was die meisten für den eigentlichen Durchbruch hielten:
die Entdeckung komplizierter Mechanismen, welche die Stahldrähte
durch zufällige und chaotisch auftretende Ereignisse zum Schwingen anregten.
Das Phänomen «unsichtbarer Klavierspieler» schien somit den meisten Mäuschen
auf das Beobachtbare reduziert und aufgeklärt. ...

Dennoch ließ es sich der unsichtbare Klavierspieler nicht nehmen,
für die Welt der Mäuse täglich die schönsten Melodien zu spielen.

---

1 Oliver Sacks: <u>Awakenings – Zeit des Erwachens</u>. Rowolt Taschenbuch-Verlag, Reinbeck bei Hamburg, 1997. 1690-ISBN 3-499-18878-3. Es geht hier im die Spätfolgen der Schlafkrankheit, die zwischen 1916-1927 weltweit grassierte, die fast 5 Millionen Tote und unzählige schwergeschädigte Menschen hinterließ. Sacks hatte Ende der Sechzigerjahre an Überlebenden eine neue medikamentöse Behandlung mit aufsehenerregenden Erfolgen durchgeführt – jahrzehntelang erstarrte Menschen erwachten plötzlich wieder zum Leben... um wenig später vor einer Katastrophe zu stehen: Diese «Geheilten» erlebten albtraumartige chaotische Rückfälle, die weit schlimmer waren, als ihre Erstarrung. Sacks erntete aus dieser Erfahrung grundlegende neue Einsichten, die ihn zu diesem Zitat bewogen. Dieses eindrückliche Buch wurde auch verfilmt.

2 Daniel Jeanmonod: *Hirnrhythmen in Gesundheit und Krankheit*. Vortrag gehalten an der Jahrestagung 2000 der Schweizerischen rztegesellschaft für Psychofonie, Zürich.

3 J.S. Keeler: *Piecewise-Periodic Analysis of almost-periodic sounds and musical transients*. IEEE Trans. Audio Electroacoustics, Vol.AU-20 (5), 1972, p:228-344.

4 K. Brülisauer und K. Bucher: <u>Digitale Analyse und Synthese von Klängen der Pfeifenorgel</u>. Diplomarbeit ausgegeben durch B. Fricker, Inst. für Technische Physik, WS 1975/76, ETH-Zürich.

5 A. Damasio: <u>Ich fühle, also bin ich: Die Entschlüsselung des Bewusstseins</u>. List-Verlag, 2000, 455 S. Die folgende Strukturen des Gehirns sind Voraussetzung für das Kernbewusstsein und für das beginnende Selbst: Kerne im Hirnstamm mit retikulärer Formation, Hypothalamus, basales Vorderhirn, Thalamus, cingulärer Kortex. Diese Strukturen sind nichtsprachlich und hauptsächlich genetisch fixiert sowie bei der Geburt bereits hoch aktiv. Das Kernselbst an sich ist nicht anatomisch festlegbar, es ist ein flüchtiges pulsierendes Schwingungsgebilde von neuronalen Erregungsmustern, die zeitweise zusammenhängend entstehen und vergehen. In ihnen ist nebst Sinneswahrnehmungen der momentane Zustand des Körpers repräsentiert.

6 «zirka» = ungefähr; «dian» = den Tag betreffend

7 Aus Walter Baust (Ed.): <u>Ermüdung, Schlaf und Traum</u>. Wissenschaftliche Verlagsgesellschaft, Stuttgart, 1970, 314 S.

8 J. Holubar: <u>The Sense of Time</u>. An Electrophysiological Study of Its Mechanisms in Man. The M.I.T. Press, 1969, 122 S. ISBN 262-08034-6.

9 F.K. Stephan, I. Zucker: *Circadian rhythms in drinking behavior and locomotor activity of rats are eliminated by hypothalamic lesions*. Proc Natl Acad Sci U S A, 69 (6), 1972, p.1583-1586.

10 Es sind genetisch gesteuerte chemische Schleifen im Inneren der Uhrenneuronen für die ~24h-Rhythmusbildung verantwortlich. Es gibt im Körper in wichtigen Organen verteilt noch weitere «Uhren», z.B. die Leberuhr, die mit der Hauptuhr im Kopf nur lose gekoppelt sind und deshalb eine rhythmische Eigendynamik entfalten können. Darin liegt vermutlich ein wichtiger Grund für das Auseinanderdriften der verschiedenen Vigilanzrhythmen.

11 St. Zschocke: <u>Klinische Elektroenzephalographie</u>. Springer Verlag, 1995, 737 S.

12 A. Borbély: <u>Das Geheimnis des Schlafs</u>. Deutsche Verlags-Anstalt, 1984, 271 S.

13 Bruno Fricker: *Das EEG und seine Vigilanz*. Vortrag gehalten an der 17. Frühjahrstagung der Schweiz. Gesellschaft für Klinische Neurophysiologie, 2.-4.5.1996 in Montreux.

14 W.P. Koella: <u>Die Physiologie des Schlafes</u>. Eine Einführung. G. Fischer-Verlag, Stuttgart, 1988.

15 Nach Borbély 1984 a.a.O

16 Nach Borbély 1984 a.a.O

17 sedieren = dämpfen, ruhig stellen, beruhigen

18 T.J. Müller et al.: *EEG signs of vigilance fluctuations preceding perceptual flips in multistable illusionary motion.* Neuroreport, 10, 1999, p.3423-3427.

19 Borbély 1984 a.a.O

20 T.A. Wehr, A. Wirz-Justice, et al.: *Phase advance of the circadian sleep-wake cycle as an antidepressant.* Science 1979, 206, p.710-713.

21 www.narcolepsy.ch Link zur Gesellschaft und weitere Links zur Narkolepsie

22 K. Meier-Ewert: *Schlafstörungen bei neurologischen Erkrankungen.* In K. Meier-Ewert und H. Schulz (Eds.): <u>Schlaf und Schlafstörungen</u>. Springer-Verlag Berlin, 1990, 169 S. ISBN 3-540-52073-2

23 Das Zentrale Höhlengrau (periaquäduktales Grau, PAG) ist neben dem Hypothalamus und dem Zentralkern der Amygdala das wichtigste Zentrum für angeborene affektive Zustände und Verhaltensweisen. (Gerhard Roth)

24 J.-D. Bauby: <u>Schmetterling und Taucherglocke</u>. Paul Zsolnay Verlag, Wien 1997. ISBN 3-552-04869-3

25 Meier-Ewert 1990 a.a.O.

26 Alfred A. Tomatis: <u>Der Klang des Lebens</u>. rororo Sachbuch 18791, 1990, 304 S. ISBN 3-499-18791-4

27 P.A. Gray, et al.: *Normal breathing requires preBötzinger complex neurokinin-1 receptor expressing neurons.* Nature Neuroscience, Vol.4, no. 9, Sept 2001, p.927-930.

28 PSG = Polysommnogramm, die gleichzeitige Registrierung verschiedener schlafrelevanter Körperfunktionen

29 P.J. Hauri: *Verhaltenstherapie bei Schlafstörungen.* In Meier-Ewert 1990 a.a.O.

30 www.schlafklinik.ch

31 Muskelrelaxation nach Jacobson, autogenes Training, etc.

32 Eugen Trinka, et al.: *An auditory electrophysiological intervention in migraine: a randomized controlled add-on trial.* Journal of Neurotherapy, Vol.6 (2), 2002, p.21-30.

33 M. Meister, R. Einsle, J. Brunner, K. Rhyner: *Psychofonie – eine neurophysiologische Klangtherapie bei Migräne.* Praxis, Vol.88, 1999, p.946-949.

34 E. Trinka, J. Unterreiner, Hans-Georg Trzopek: *Ein auditorisches neurophysiologisches Interventionsverfahren bei Migräne.* Forschende Komplementärmedizin, 1998,5, p.110-113

35 Unsere Webseite www.psychofonie.ch gibt darüber genauere Auskunft.

36 M. Meister et al. 1999

37 I. Montgomery, G. Perkin, D. Wise: *A review of behavioral treatments for insomnia.* J Ann Behav Ther Exp Psychiatry, Vol.6, 1975, p.93-100.

38 N. Pailer: Im Zeichen der Schöpfung. Hänssler, 2000.

Patientinnen haben das Wort

Im vorliegenden Buch ist viel über Wesen und Wirkungsweise unserer Eigenklangmethode zu lesen. Dies soll dem Verständnis und der wissenschaftlichen Verankerung des unorthodoxen Psychofonie-Verfahrens dienen. In diesem letzten Kapitel kommen einige Patientinnen und Patienten zu Wort. Selbstverständlich ist uns die Offenlegung von Krankenberichten aus Gründen des Arztgeheimnisses oft verwehrt. Die Darstellungen sind deshalb anonymisiert und lesbar aufbereitet, aber eng bezogen auf die real existierenden Schicksale, die uns in den vielen Jahren praktischer Anwendung der Psychofonie begegnet sind. Dazwischen sind Zeilen von den Betroffenen selbst eingestreut, um die Authentizität der hier notierten Geschichten zu unterstreichen. Alle Erfolgsangaben sind in allen Fällen genau zutreffend. –

Ich war 17, als ich mit Psychofonie in Kontakt kam. Als junge Frau lebte ich damals bei meinen Eltern in meiner kleinen Stadt, als Einzelkind. In der Schule lief es nicht immer gut, einzig im Turnen war ich spitze. Es reichte für die Sekundarschule nur knapp. Nach neun Jahren Schulbank hatte ich genug. Also drängte sich eine Berufslehre auf. Ich bewarb mich an vielen Orten und fand schließlich einen Coiffeursalon, der mich als Lernende für Damencoiffeuse aufnahm. Das erste Lehrjahr frustrierte mich. Ich hatte absolut keinen Bock, den Besen zu nehmen und ständig Haare zu wischen, die meine Vorgesetzten abgeschnitten hatten. Im Salon war stets stickige Luft und die Gerüche der scharfen Mittel bekamen mir nicht. Meine gelegentlichen Migräneanfälle verstärkten sich, und oft war ich krank gemeldet. Es dauerte einen Tag, manchmal zwei, bis ich aus dem dunklen Zimmer heraus kam und mich anschickte, wieder in die Berufsschule zu gehen. Meine Frustration verstärkte sich, als ich sah, welche Kunstwerke die routinierten Haarkünstlerinnen zuwege brachten und wie fehlerhaft und ungeschickt ich die Schere führte. «Das lernst du nie», dachte ich, und meine Vorgesetzte bestärkte das mit ihren Blicken. Es geschah an einem nebelverhangenen Novembertag, als ich gleichzeitig die Mens und die Migräne bekam und ich mit zitterndem, bleichen Gesicht meinen Besen hinstellte und mich auf der Toilette übergab. Meine Chefin schickte mich nach Hause und verlangte ein Arztzeugnis. Obgleich ich wusste, dass ich nicht eigentlich arbeitsunfähig war, schrieb mich unser Hausarzt für eine Woche krank. Nun hatte ich Zeit, mein Leben zu überdenken.

Ich fantasierte zurück an ein glückliches Ereignis, das sich tief in meine Seele eingegraben hatte: Zum Schulabschluss veranstaltete die Schulleitung ein Musical mit vielen Tanzeinlagen. Da war ich im Element, zumal mir die Hauptrolle im Streetdance übertragen wurde. Die Performance wurde vom Publikum mit großem Applaus quittiert. Wie ich es da genoss, etwas vom Ruhm der Könnerin, ja der Diva, zu spüren! Ich verglich mit meiner tristen Rolle im Salon ... und beschloss, die Lehre abzubrechen und Tanz zu studieren. Hier ist nicht Platz genug, um alles zu schildern, was sich diesem Entschluss entgegen türmte. Doch schließlich hatte ich meine Eltern so weit, dass sie mir den Besuch einer professionellen Tanzschule in Zürich ermöglichten. Es gelang mir von da an alles. Ich fand einen lieben Ehemann und wir sind mit einem Kind eine glückliche Familie in einem Häuschen auf dem Land. Doch eines muss ich noch nachtragen, weil es entscheidend mithalf, meine Bestimmung zu finden. Der Hausarzt, den ich damals konsultierte, erzählte von einer neuen Migränetherapie, die mit Musik und Rhythmus aus dem eigenen Gehirn funktionierte. Dies beeindruckte mich sehr, Bewegung und Tanz lagen ja in meinem Blut. Ich wurde zu einer fleißigen Psychofonie-Hörerin, fast zwei Jahre lang. Ich spürte, wie gut mir diese angenehme Art von Meditation bekam, die Migräne blieb fast ganz aus in dieser Kur. Die Psychofonie-CD, wurde zu meinem ständigen Begleiter, auf den ich mich namentlich in Belastungssituationen verlassen konnte. Migränemedikamente, die mir mein Hausarzt zunächst verschreiben wollte, waren nie eine Option für mich, ich wollte meinen Körper nicht schädigen, meinen Bewegungsdrang nicht dämpfen mit Chemie. Psychofonie kann ich unbedingt empfehlen, wenn jemand an Migräne leidet. Heute führe ich eine eigene Tanzschule und motiviere vor allem Kinder, tanzen zu lernen. Es gibt nichts Schöneres für mich.

Ich fand es sehr spannend & habe mich bargerhand dort angemeldet. Nachdem ich die Psychofonie - CD mit meinen vertonten Hirnströmungen bekommen habe, hörte ich diese die ersten 1½ Jahren regelmässig. Danach nur noch bei Migräneattacken, was heute fast nie oder sehr selten vorkommt. Dank Psychofonie bin ich heute von Migränen-Schmerzen fast total befreit & im Notfall kann ich die CD hören (Nach dem 2. Mal hören sind die Schmerzen denn schon verschwunden) Super!!!

– Ich bin *Facharzt für Gastroenterologie* mit eigener Praxis. Ich arbeitete 64 Stunden pro Woche. Diese Belastung ertrug ich dank robuster Gesundheit gut. Dennoch nahm ich Medikamente gegen Magen-/Darmstörungen respektive Migräne, wenn es zu viel wurde und wenn ich es für nötig hielt. Ich war ja sozusagen an der Quelle. Da Psychofonie mit dem Versprechen angepriesen wurde, Medikamente abzubauen und den damit verbundenen Stress zu kompensieren, versuchte ich es - und wurde nicht enttäuscht! Psychofonie entspannte mich, machte mich aufmerksamer, erhöhte demzufolge meine Leistungsfähigkeit und ermöglichte mir in der Tat, meinen Medikamentenkonsum zu reduzieren. Ich hörte Psychofonie während zweier Jahre sehr oft und bin damit vom Medikamentenzwang befreit worden. Unter dem Einfluss einer neuen Beziehung habe ich mein Arbeitspensum auf 50 Stunden pro Woche reduziert. Gerne empfehle ich Psychofonie weiter.

Innerhalb zwei Jahre habe ich meine langjährige Migräne verloren.

– Ich bin *Hausfrau* und war 46, als ich mit Psychofonie begann. Nach einem Skiunfall litt ich an den Folgen eines Beschleunigungstraumas und an Tinnitus in einem Ohr. Körperlich ging es mir sehr schlecht, Kopfweh und Migräne waren ständige Begleiter. Hinzu kam mein schon älteres Rheuma-Leiden. Für dieses und für Kopfschmerz/Migräne wurden mir häufig Medikamente verschrieben, die ich schlecht vertrug. Da riet mir mein Arzt zu einem Versuch mit Psychofonie. Mit der Psychofonie, zwei Mal am Tag, wurden meine Kopfschmerzen eher selten und der Tinnitus hatte sich zu einem leisen Summen verbessert. Ich konnte mich bei Hören der «Musik» ganz wunderbar entspannen. Nach einem Jahr konnte ich aufhören, weil ich mich gesund fühlte. Doch ab und zu greife ich wieder zu der Psychofonie, vor allem wenn ich mich gestresst fühle. Es entspannt mich jedes Mal sofort. Meine Familie ist froh, dass ich wieder funktioniere. Gerne empfehle ich Psychofonie weiter.

– Ich bin *Musikpädagogin* und helfe oft im Geschäft meines Mannes mit. Ich hatte viele Jahre lang starke Migräneanfälle. Ausgelöst wurden diese vor allem durch Wetterumschwung, nach Stressphasen und hormonell bedingt. Etwas Erleichterung brachten mir nur noch Spritzen (Imigran) oder Zomig-Tabletten. Eine Pollenallergie während der gesamten Saison löste zusätzlich immer wieder Cluster-Attacken aus, und ich war dadurch kaum mehr leistungsfähig. Nebst Migränemitteln musste ich auch Antiallergika gegen meine Pollenallergie einnehmen. Ich versuchte es mit einer Desensibilisierungstherapie, die mich aber nur zusätzlich belastete. Im Durchschnitt 2 - 3 Mal pro Woche musst ich die starken Medikamente schlucken. Ich war 48, als ich mit der Psychofonie begann. Bald habe ich mich zusehends erholt, und auch die Migräneattacken sind weniger häufig und weniger stark. Es gelang, mithilfe der Psychofonie die vielen Medikamente weitgehend abzubauen. Ich fühle mich wohler und habe insgesamt mehr Energie. Dies nach nur sechs Monaten Psychofonie hören, 3x täglich. Nun werde ich auf jeden Fall die CD weiterhin hören und hoffe, dass die Anfälle ganz verschwinden werden. Die Schlafqualität hat sich erheblich verbessert. Ja, mein Gesundheitszustand hat sich insgesamt stark gebessert. Ich gehe nun viel weniger zum Arzt und bin dank Psychofonie eigentlich ein neuer Mensch.

> *Seit Beginn der Psychofonie habe ich mich zusehends erholt und auch die Migräneattacken sind weniger häufig und weniger stark. Ich fühle mich insgesamt wohler und habe mehr Energie.*

– Als *erfahrene Ärztin* arbeite ich 80 % Teilzeit in einem Spital, um noch etwas Zeit für meinen Partner und die Hausarbeit zu haben. Leider plagt mich Kopfweh/Migräne sehr. Und gelegentliche Spannungen am Arbeitsplatz sowie schwere Fälle belasten mich zusätzlich und rauben mir oft den Schlaf. Beides wurde mit Psychofonie, die mir von Kollegen empfohlen wurden, deutlich besser. Meine «Hirnmusik» entspannt mich jedes Mal rasch und macht mich aufmerksamer und leistungsfähiger. Die Spannungen haben dadurch abgenommen. Mit Psychofonie wurde ich faktisch ein neuer Mensch, und dies nun mit viel weniger Medikamenten.

– Ich bin eine 59-jährige erfahrene *Psychomotoriktherapeutin*, als ich im Juli mit Psychofonie 3x täglich begann. Das Problem war ein hoher Pfeifton im linken Ohr, verbunden mit massivem Hörverlust.

> Ich hatte von April bis Juli 07 mehrmals wöchentlich einen sehr hohen Pfeifton im linken Ohr, verbunden mit einem massiven Hörverlust. Dieser Zustand dauerte von ½ Std. bis zu

Mich peinigte dieses Pfeifen schon seit 3 Monaten, und ich konsultierte einen Ohrenarzt, der mich gründlich untersuchte, aber nichts Gefährliches fand. Aus meiner beruflichen Tätigkeit wusste ich, dass man Behinderungen auch mal ganz unkonventionell angehen muss, um weiter zu kommen. Deshalb war ich für Psychofonie motiviert und probierte es aus. Das lästige Pfeifen setzte plötzlich ein und dauerte 30 Minuten bis zu acht Stunden, mehrmals wöchentlich. Es klappte von Anfang an: Durch das Psychofonie-Hören blieb das Pfeifen weg. Nur ein leiser Tinnitus blieb zurück, der mich aber im Alltag nicht einschränkte. Mit ihm konnte ich leben und verstand wieder gut, was in meiner Umgebung geredet wurde. –

> Ich war früher eine Art depressiv, hatte oft alles oder viel als schlecht interpretiert oder angesehen... Und ich war teils Agressiv zu meinem Mit-menschen... Aber jetzt hat sich das irgendwie grossteils aufgelöst, sicher wegen der Arbeit, aber auch durch die Psychophonie.. Ich würde sie auf jeden Fall weiterempfehlen!

Hier oben handelt es sich um einen ungefähr 20-jährigen *Apparatebauer* mit erheblichen psychischen Problemen, die in einer nahen psychiatrischen Einrichtung behandelt wurden. Er litt unter Depressionen und Impulsstörungen. Zu Beginn der Therapie war er arbeitslos. Er hörte Psychofonie während eines Jahres, allerdings nur 1x pro Woche(!) Sein Zustand schien sich, auch dank Psychofonie, sehr gebessert zu haben, insbesondere bei Schlafstörungen und Tinnitus. Als schließlich Vollbeschäftigter fühlte er sich geheilt und empfiehlt die Psychofonie-Therapie weiter.

– Die *Ehefrau* eines selbstständigen Gewerblers im Gebirge arbeitet zeitlebens im Betrieb für Forstwirtschaft und Holztransporte aktiv mit. Sie litt lange unter schwerer Migräne, die vom Neurologen mit Injektionen behandelt wurden. Für diese Behandlungen musste die 50-jährige sechs Stunden Fahrzeit in Kauf nehmen. Sie war jeweils bis drei Tage arbeitsunfähig. Zum Glück empfahl der auf Kopfschmerzen spezialisierte Neurologe nun Psychofonie, als Mittel der zweiten Wahl.(Warum nicht in erster Wahl?) Dies schlug an, und zwar so gut, dass diese Frau über viele Jahre sich selbst mit Psychofonie 2x täglich vorbeugend behandeln konnte. Die aufwendigen Arztbesuche und der Medikamentenkonsum gingen damit markant zurück, und es blieb dabei. Hier ist ihr Bericht dazu:

Meine Migräne tritt ganz unregelmässig auf. Vor der Psychofonie waren meine Attaken oft so schwer, so dass ich Injektionen brauchte. Ich war dann für 1-3 Tage arbeitsunfähig. – Einflüsse dafür waren; das Wetter, Stress, Aufregung, schwere Speisen und was heute immer noch mein Problem ist, ist mein Nacken. – Mein Neurolog empfahl mir die Psychofonie vor 9 Jahren. Meine Migräne-Attaken sind seit der Therapie nie mehr so stark, ich brauche nie mehr Spritzen dagegen. – Da ich das Gefühl hatte, ich brauche die Psychofonie weiter, wurde nach 4 Jahren eine neue CD für mich angefertigt.

Für weitere Fragen stehe ich gerne zur Verfügung.

– Ein 35-jähriger Informatiker schrieb uns: «*Ich bin überzeugt von der Psychofonie. Bei mir halfen die schwächeren Medis nicht, stärkere waren unverträglich. Damals 4 - 5 Tage/Woche Attacken, jeweils 3 - 6 Stunden Dauer. Mit Psychofonie deutliche Besserung, wenn nicht Heilung der Attacken, so zumindest deutliche Linderung in erträglichem Masse. Später durch Scheidung auch einige Ursachen infolge Jobwechsel eliminiert. Heute besserer Allgemeinzustand denn je.*» Er nahm anfangs häufig Medikamente, nachher fast keine mehr. Gebessert hat bei ihm nebst Migräne die Schlafqualität, und er genießt die starke Entspannungswirkung bei jedem Psychofonie-Hören, die er 3 - 5 Mal pro Tag während zweier Jahre benützte. Nun sei er geheilt, meinte er.

– Ein durchschlagender Erfolg vermeldete eine *22-jährige Konstrukteurin*, die den ganzen Tag am Zeichenbrett stand. Die Migräne begann im Alter von 12 Jahren. Sie durchlitt bei verschiedenen Ärzten die ganze Palette einer «irrwitzigen Polypharmazie» (Oliver Sacks) wegen 2 - 3 Migräneanfälle pro Woche. Auch hatte sie zwei Hirnerschütterungen. Psychofonie schlug bei der jungen Frau bereits nach kurzem Hörtraining an, sodass sie nur zwei Monate insgesamt hören musste. Danach ging es ihr viel besser: nur noch eine Migräne pro Monat und keine Migränemedikamente mehr. Mit Psychofonie konnte sie alle diese Medikamente absetzen, und dabei blieb es. Sie bezeichnet sich als geheilt und kreuzte im Fragebogen an, «ich bin dank Psychofonie ein neuer Mensch» und «mir hat Psychofonie geholfen, weniger zum Arzt zu gehen.» Ihr Ziel Medikamentenabbau hat sie vollumfänglich erreicht. Nebenbei genießt sie auf einfachste Weise rasche Entspannung (4), bessere Aufmerksamkeit (3), erhöhte Leistungsfähigkeit (4) und besseren Schlaf (3) von maximal 5 Punkten.

– Hier ein typischer Fall, wo Psychofonie als Basistherapie und dazu kombiniert gezielte Maßnahmen zum Gesundwerden halfen. Ein damals 58-jähriger Architekt mit Schlafstörungen hörte Psychofonie ein Jahr lang regelmäßig 3x pro Tag. Später gesellte sich ein Alterstinnitus dazu, was er wiederum mit einer Psychofonie-Kur anging. Hier sein Bericht:

Ich litt jahrelang unter Schlafstörungen. Diese konnten gelindert werden, indem ich
- Psychofonie angewendet habe
- Alle Amalgam-Zahnfüllungen entfernen liess (~6 Jahr)
- eine sogenannte „Ausleitung" im Anschluss daran durchführen liess (Hausarzt, Homöopathe)
- Laufsport betrieben habe (regelmässig)
- wöchentlich eine Yoga-Lektion besuche (besuchte)
Seit ~2 Monaten habe ich einen Stress-Tinnitus. Nun benutze ich die Psychofonie erneut (3x pro Tag) und stelle eine lindernde Wirkung fest.

Der Architekt erhielt eine Empfehlung für Psychofonie von seinem Hausarzt und gibt an, sie oft zu hören und sich damit besser zu fühlen.

– Ein 53-jähriger *Prorektor* arbeitete 50 Stunden pro Woche. In diesem Fall bewährte sich Psychofonie als eine hervorragende Meditationshilfe, ganz im Sinne eines Mittels zur Zentrierung und Selbstoptimierung. Er wählte die Psychofonie zur Verbesserung des «Umgangs mit sich selbst», wie er angibt. Er hörte die Klänge 1x pro Tag. Damit fühlte er sich leistungsfähiger. Es entspannte ihn sofort und tief, verminderte seinen Tinnitus-Leidensdruck, schlief nun viel besser, und es erhöhte auch seine Leistungsfähigkeit. Auch er gab an, sich damit wie ein «neuer Mensch» zu fühlen. – Immer mehr sehen wir in der Psychofonie nicht nur eine Kur gegen Migräne, sondern als eine *eigentliche Meditationshilfe*, die sich als besonders angenehm und einfach erweist, weil die Aufmerksamkeit des Geistes ganz auf die Klänge gerichtet ist, in denen sich das eigene *Körpergefühl aus einem friedlichen Moment integral repräsentiert*. Man muss nicht mühsam lernen, sich auf den Atem zu konzentrieren, dann auf jedes einzelne Körpergefühl, wie es etwa in der 2500-jährigen Vipassana-Meditation verlangt wird. Es ist mit Psychofonie viel einfacher und angenehmer und die Wirkung ist dieselbe. Warum zu den Sternen greifen, wenn das Gute so nah liegt?

– Durchaus vergleichbar erging es einer 42-jährigen *Familienfrau*, die drei Curettagen durchmachen musste, bis endlich ein ersehntes Kind auf die Welt kam. Sie wurde von der Frauenmedizin im Regen stehen gelassen nach diesen sehr schmerzhaften Maßnahmen. Am Boden zerstört hörte Sie Psychofonie – wie der Prorektor monatelang – 1x pro Tag. Ihr Befinden (Schlafstörungen und Depressionen) und ihre sozialen Kontakte haben sich damit so weit verbessert, dass es mit einer Geburt schließlich klappte. Heute kann sie fokussiert, entspannt und glücklich ihre täglichen Aufgaben erledigen. Sie fühlt sich wieder gesund.

– Ein *Bauingenieur mit Tinnitus* half sich ganz allgemein 1x pro Tag mit Psychofonie:

Mein Tinnitus hat mich gestört, obwohl ich ihn nur ab und zu richtig "höre"; auch hatte ich Befürchtungen, ob er sich verschlimmert. Mit Psychofonie habe ich ein "besseres Verhältnis" zum Tinnitus bekommen, ich bin ruhiger wenn ich ihn höre und entspannter.

– Im Folgenden haben wir es mit einem Leiden zu tun, das aus unserer Sicht landauf landab weit verbreitet ist: Kopfschmerzen. Wir haben festgestellt, dass sowohl Spannungskopfschmerzen wie auch die Kopfschmerz-Varianten der Migräne mit Psychofonie besonders gut behandelbar sind. Obgleich über 200 Kopfschmerzarten unterschieden werden, ist diese Klassifikation, nach ärztlicher Abklärung, für Psychofonie völlig irrelevant. Die erst *16-jährige Patientin* verbrachte im Tessin einen Sprachaufenthalt als Au-pair. Die Kopfschmerzen wurden vom Arzt erfolglos mit Medikamenten behandelt, ja sie häuften sich unter der Medikation. Medikamenten-Übergebrauchs-Kopfschmerzen (MÜKS) sind leider sehr verbreitet. Da entschloss sich der Arzt, Psychofonie zu empfehlen. Die Patientin stellt hier ihre Selbstbehandlung eindrücklich dar:

Bei mir traten die Kopfschmerzen und Migränen gehäuft auf, als ich ein Au-Pair im Tessin anfing.
Mein Hausarzt hat mich darauf hinauf die Psychophonie aufmerksam gemacht und gab mir als erstes ein Prospekt mit, somit konnte ich mir überlegen ob ich diese Therapie machen wollte.
Am Anfang, als ich die CD bekam, hat mich mein Arzt darüber informiert, ich solle die Therapie Musik sicher 2-3 mal am Tag anhören; Am besten am Morgen vor dem Aufstehen, am Mittag in der Mittagspause und vor dem zu Bett gehen noch mal!
Diese Therapie machte ich 3 Monate lang sehr konsequent!
Ich wollte eigentlich nie daran glauben, dass diese Therapie meine Kopfschmerzen heilen würde, doch ohne daran zu glauben hat sich mein Wunsch erfüllen können.
Diese Therapie habe ich vor ca. 1 1/2 Jahren begonnen. Heute noch höre ich die CD wenn ich merke dass die Kopfschmerzen auftreten würden.
Jetzt kann ich nur noch die Musik hören und kann gut auf Medikamente verzichten.
Ich empfehle diese Therapie sehr, da man auch fast keine Medikamente mehr einnehmen muss.

– Eine sozial aufgeschlossene Frau konnte mit Psychofonie sowohl den Medikamentenkonsum als auch ihr Kopfweh im Alleingang binnen eines Jahres aus der Welt schaffen. Ihre Freundschaft mit einem jungen Meisterlandwirt führte 2010 zur Heirat und zur Gründung einer respektablen Existenz als *Bäuerin* in einem großen modernen Betrieb auf dem Seerücken. In ihren ausgedehnten Solar-Stallungen für Rinder- und Schweinemast waren sie Gastgeber des traditionellen 1. August-Brunch der Gemeinde. –

Ich litt jahrelang unter sehr starken Migräuean-
fällen. Ging von kreti zu kreti,(auch Akupunktur) erhielt x- Medikamente, alles ohne Erfolg. Anfälle kamen
bis 2x pro Woche und dauerten immer 72 Std.(unabhängig
von Jahreszeit, Wetter oder Belastung)
Durch Zufall hörte ich dann von der Psychofonie!
Zu meinem Glück, diese Therapie half. Ich bin geheilt,
Habe seit 9 Jahren keine Migräueanfälle mehr.

X. Mir erscheint es wichtig, während + auch nach
der Therapie absolut keine Silmora mitth zu s. Clindu.
Ich habe vom 1. Tag an bis heute nie mehr etwas [...]
Kopfweh empfunden.

Eine *65-jährige Tessinerin* litt, wie sie oben attestiert, unter schweren und häufigen Migräneanfällen, die von den Spezialisten der Schulmedizin medikamentös und auch mit Akupunktur erfolglos bekämpft wurden. Die kaufmännische Angestellte musste der Arbeit oft fernbleiben. Durch Presseartikel wurde sie auf die neue Psychofonie-Methode aufmerksam. Ein Hausarzt im Tessin nahm ihr das EEG ab. Es wurde in Kilchberg durch den Autor in Psychofonie-Klänge umgewandelt. Von da an war das Problem der Patientin bald endgültig gelöst. Sie hörte es regelmäßig 3x täglich ab, volle zwei Jahre lang. Die Medikamente konnte sie ganz absetzen, Migräne hat sie nachhaltig keine mehr. Psychofonie war für sie die letzte Hoffnung. Damit war ihr ein voller Erfolg beschieden. Die verheiratete Frau wurde durch Psychofonie ein neuer Mensch und empfahl die Methode allen Migränepatienten sehr. Sie brauchte bis heute absolut keine Medikamente mehr. Ihr Gesamtbefinden und das körperliche Befinden waren anfänglich sehr schlecht. Die psychische Verfassung und die sozialen Kontakte waren durch die Migräneanfälle belastet. Zwei Jahre nach Therapie bezeichnete sie ihr Befinden als durchwegs sehr gut. Gleicher Befund auch noch nach 10 Jahren. Wir wünschen der Tessinerin einen gesunden Ruhestand.

144

– Einen durchschlagenden Erfolg mit Psychofonie verzeichnete eine 46-jährige *Pflegefachfrau*, die in der Intensivpflegeabteilung für Neugeborene in drei neunstündigen Schichten arbeiten musste. Sie litt unter schmerzhafter Migräne. Sie hörte Psychofonie lege artis dreimal täglich während dreier Monate. Dies genügte, um die Schmerzmitteln abbauen zu können, sie verzichtete danach auf Medikamente ganz. Damit besserte sich auch ihr psychisches Befinden, und sie hatte danach keine Migräne mehr. Nach drei Monaten hörte sie die Eigenklänge nur noch gelegentlich, als Erhaltungstherapie. Langfristig linderte Psychofonie ihre Migräne-schmerzen total. Auch ihren Schlaf konnte sie spürbar verbessern. Jedes Mal wenn sie Psychofonie hört, genießt sie eine tiefe sofortige Entspannung. Arztbesuche wurden unnötig, weil sie sich geheilt fühlte. Auch für ihren Lebenspartner war sie von da an ein neuer Mensch. Trotz Schichtarbeit begegnete ihm seine Frau von nun an ausgeruht und ausgeglichen.

– Leider wirkt es nicht in jedem Migränefall so perfekt. Und dennoch kann Psychofonie von Nutzen sein, wie im Fall dieser *64-jährigen Geschäftsführerin*. Sie gab an, Psychofonie dreimal pro Tag abgehört zu haben während sieben Monaten. Die Migräne blieb bestehen. Sie genoss aber die reflexartige Entspannung und den daraus folgenden markant verbesserten Schlaf. Diesen vordergründigen Effekt konstatieren wir fast in allen Fällen. Bereits dies kann von großem Nutzen sein. Wir hätten ihr allerdings geraten, mit der persistierenden Migräne-Medikation aufzuhören. Das ist in diesem Fall leider nicht geschehen, die Geschäftsführerin hatte nicht den Mut dazu.

Ich leide seit Jahren unter einer sehr starken migräne, mit Brechreiz, schwindel, schwarz vor den Augen, lichtempfindlichkeit. Seit ich diese Therapie mache habe ich zum glück diese schrecklichen Symptome nicht mehr ausser kopf schmerzen. Ich bin sehr glücklich denn ich muss auch nicht mehr so oft zum Arzt und Abklärungen machen die mich psychisch kaputt machten.
es ist 100% weiter zu empfehlen!

– Eine 55-jährige *Vollzeit-Büglerin* hörte Psychofonie täglich nur einmal, dafür jahrelang. Die Klänge erinnerten Sie an ihr Wohlergehen. Lassen wir sie hier selber zu Wort kommen (Seite 145). Auch sie schaffte damit ihre klassische Migräne ab und stieg aus der fatalen Abhängigkeit von Schmerz- und Migränemittel aus. Ihre Psyche verbesserte sich so sehr, dass sie sich wie ein neuer Mensch vorkommt. Mit ihrer eigenen Hirn-Musik tut sie sich jeden Tag etwas Gutes, wodurch sie sich viel besser fühlt. Und wir fragen uns, wo liegt da der Unterschied zu einer täglichen Meditation? Wohl nur darin, dass Psychofonie viel bequemer, genussreicher und in jeder Lebenslage mit geringem Zeitaufwand anwendbar ist.

– Dass Psychofonie auch nach einem einmaligen, extremen *Medikamententrip* helfen kann, bezeugte dieser verheiratete 60-jährige *Versicherungsberater*. Er hörte die Psychofonie sechs Monate lang vor dem Schlafen, zum Einschlafen, nach dem Aufwachen aus schlechten Träumen und tagsüber. Seine Motivation «um seine Schlaffähigkeit zurück zu gewinnen» entsprang einem verstörenden Ereignis, das wir nur mit seinen eigenen Worten schildern dürfen:

> Im Mai 2002 wurde ich operiert (Kantonsspital Baden). Nach der OP erhielt ich neben schmerzstillenden Mitteln das Antibiotikum Tarivid mit dem Wirkstoff Ofloxacin. Ab ca. 19:00h – bis 1:00h in der Nacht erlebte ich einen Horror! Immer wenn ich die Augen schloss begannen Halluzinationen. Am Anfang fand ich es noch lustig aber es wurde wirklich zum Horror!!! Das Nachtpersonal war ratlos und der Arzt, der kam gegen Mitternacht konnte auch nicht helfen. Es war wirklich extrem schlimm. Die Schlafstörung war perfekt begleitet von vielseligen Träumen. Medikamente zum Schlafen nahm ich keine ein.
> Im Internet stiess ich dann auf die Psychofonie und diese "Musik" hat mitgeholfen den Schlaf zu verbessern. Seit ca. 2 Jahren brauche ich die Psychofonie nicht mehr. Nur gelegentlich höre ich wieder die CD es gefällt mir noch immer. Diese Psychofonie-Therapie habe ich auf eigene Initiative gemacht. Aerzte haben davon keine Kenntnis.

«Psychofonie verbesserte meinen Schlaf und entspannte mich» hatte er mit vier von fünf Punkten bewertet. Der verheiratete Klient empfiehlt die Psychofonie weiter. Er konnte später damit aufhören, weil es ihm besser ging.

– Eine *71-jährige ehemalige Krankenpflegerin* litt unter schwersten Schlafstörungen und ließ sich beim Autor eine Psychofonie anfertigen, da sie im Ausland lebte. Sie hatte zunächst keinen Erfolg, die Schlafstörungen verschlimmerten sich. Im Alter ist das Gehirn nicht mehr so leicht veränderbar. (Man vergleiche mit der erwähnten 22-jährigen Konstrukteurin, die bereits nach ganz kurzer Zeit Erfolg hatte.) Dass die 71-Jährige dennoch nicht aufgab, lohnte sich für sie. Hier schreibt sie warum:

```
Ein Bericht, wie sich die Psychofonie bei mir auswirkt:
Seit Juli 2005  betreibe ich die Psychofonie.
Ich habe die ersten  4 1/2 MonATE ÜBERHAUPT KEINE Besserung
gehabt, eigentlich wurden meine Schlafstörungen noch stärker.
Ich hatte Angst, ins Bett zu gehen, weil ich stundenlang wach
lag und nicht einschlafen konnte, trotzdem habe ich  n i e
 ein Schlafmittel genommen, obwohl mein Sohn Arzt ist und
mir ein leichtes Mittel empfohlen hätte, genauso andere seiner
Kollegen. Ich habe durchgehalten, jeden Tag drei bis viermal
die CD abgehört und dann kam der Erfolg so Mitte November
05. Ich  fing an, besser einzuschlafen, und es wurde immer
besser und besser mit meinen Schlafstörungen, Wenn abrupter
Wetterwechsel ist, so treten auch heute noch Probleme auf
(eine Nacht) aber ich weiß die Nächste Nacht schlafe ich wieder
normal.Ich bin kein Durchschläßer,weil ich in meinem Alter
nachts öfter zur Toilette muß, habe aber dann (wenn kein Wetter-
umsch.wung ist ) kaum mal ein Problem zum Einschlafen.
Ich hatte  einen "leichten" Tinitus, auch dieser hat sich
fast "aufgelöst".Wenn ich nachts durch einen erregenden Traum
wach werde , singen meine Ohren etwas. Ich  habe die CD im
Bett liegen. Dann benutze ich sofort die CD (ich höre sie
dann aber 2 bis 3 mal nacheinander ab -meine eigene Erfahrung)
und alles beruhigt sich relativ schnell.
Ich fühle mich generell wohler, einfach ein besseres Lebensge-
fühl.Betonen möchte ich aber noch: ich habe nie Psychopharmaca
 genommen  auch wenn ich mich nicht so wohl gefühlt habe.
```

– Ich bin Künstlerin, genauer *Designerin*, 42-jährig, und arbeitete zu Hause. Ich leide seit dem 18. Lebensjahr unter Migräne. Ich konsultierte verschiedene Ärzte, keiner konnte mir helfen. Vor einem Jahr bin ich notfallmäßig ins Bezirksspital eingeliefert worden, weil ich mich in einer Migräne, die vier Tage dauerte, sehr krank fühlte. Dort wurde ich vom Chefarzt auf Psychofonie aufmerksam gemacht. Diese Klänge haben mein Leben verbessert. Früher hatte ich jede Woche ein- oder zweimal Migräne, danach, mit Psychofonie, nur noch viermal im Jahr. Zwar habe ich weiterhin Kopfschmerzen, aber viel weniger. Dank Psychofonie kann ich jetzt immer nach wenigen Minuten einschlafen. Ich höre es konsequent dreimal, morgens, mittags und abends.

147

– Dieser spezielle Fall eines 46-jährigen selbstständigen Unternehmers zeigt, welch heilsame Rolle Psychofonie in einer kritischen Lebensphase spielen kann. Da dieser Klient 12 Stunden täglich durcharbeitete, hörte er seine Hirnmusik nur morgens und abends, dies aber 14 Monate lang. Die Kombination mit einem natürlichen Antidepressivum und Gesprächstherapie half dem Mann, die Schicksalsschläge zu verarbeiten und sein Gleichgewicht wieder zu erlangen. Er schrieb uns dazu wörtlich:

Ich erlitt vor sechs Jahren eine Erschöpfungs-Depression infolge meiner Scheidung, Krebskrankheit und Tod der Mutter, der Vater erkrankte an Parkinson, beruflich war ich am Anschlag. Habe vieles ausprobiert (Chemie, etc.), nichts half. Ich war manchmal fast manisch-depressiv, drei Wochen lang super, drei Wochen lang total am Ende. Damit hatte ich einen Psychiater aufgesucht. Schlussendlich halfen mir Johanniskrauttabletten, Gesprächstherapie und Psychofonie. Das gab mir die Ausgeglichenheit wieder zurück, Stabilität und Zufriedenheit. Psychofonie, so glaube ich, hat mir sehr gut getan. Vielleicht war es die Summe der Maßnahmen zusammen, die mich gesund gemacht haben.

– Auch *Kindern* konnte mit Psychofonie geholfen werden. Nicht selten entsteht im Kindesalter der Keim für eine lebenslange Migräne. Eine nicht medikamentöse Hilfe ist bei Kindern im Besonderen angezeigt. In diesem Beispiel stellten wir eine rasche Besserung fest, denn das Gehirn im Kindesalter ist besonders plastisch und lernt zügig um.

Unsere beiden Kinder, Fabian und Lenz, litten unter Migräne. Beide hörten sich die Psychofonie-Kassetten etwa 3 Monate regelmäßig an.
Innert weniger Wochen verschwanden die Kopfschmerzen.
Fabian ist seit heute beschwerdefrei.
Lenz hat sehr selten Kopfschmerzen.
Ihr Leidensdruck ist so klein, dass sie die Kassetten nicht mehr benötigt.

– Eine *kaufmännische Angestellte* (46) kombinierte ganz verschiedene und dennoch verwandte Methoden, um das eigene Hirn (welches die Migräne erzeugt) ohne Medikamente zu stimulieren. Sie fand ihren heilsamen Mix. Es wirkte, obwohl sie bei der EEG-Aufzeichnung etwas Kopfweh hatte. Hier ihr Bericht:

Ich hatte sehr oft Migräne.
Der Arzt hatte mir Psychofonie empfohlen.
Die Psychofonie hat mir sehr geholfen.
Die Migräne hatte ich oft stressbedingt
oder durch Aufregungen aller Art.
Zur Entspannung mache ich heute
Yoga oder REIKI. Es gibt mir die
Möglichkeit, mich „Aktiv" zu entspannen.
Ich würde die Psychofonie aber weiter-
empfehlen! Da es schon einige Jahre her ist,
seit ich die Tonbandkassette habe, denke ich
dass sich meine Hirnströme verändert haben.
In der Zwischenzeit. Zur Zeit der Aufnahme
fühlte ich mich nur 95% fit, da ich fast keine
Kopfweh-Pause gefunden hatte für den Termin

– Im folgende Fall beschreibt eine heute *pensionierte Lehrerin* ihren Umgang mit Psychofonie. Sie nahm mit 61-jährig an der Studie für Migräniker teil, die das Kantonsspital Glarus im Jahr 1999 durchführte. Sie befand sich in einem Teufelskreis, da sie bis drei Migräneanfälle pro Woche hatte, in der Schule nicht fehlen durfte und deshalb immer wieder neue Medikamente ausprobierte. Mit Hilfe der Psychofonie lernte sie, auf die Schmerzmittel zu verzichten, und so plagte sie die Migräne Woche um Woche weniger. Für sie war das Ende des Schuldienstes dank Psychofonie gerettet. Die Arztbesuche wurden viel seltener und sie fühlte sich wie ein neuer Mensch. Dann kam die Pension und der Stress ließ nach. Sie konnte nun die Psychofonie zur Seite legen, bis sie 2007 einen ausführlichen Artikel über Psychofonie in der Migros-Zeitung las, wo zudem über Tinnitus berichtet wurde, der durch Psychofonie gelindert wird. In der Tat litt sie auch an Tinnitus, der im gemächlicheren Alter oft besonders deutlich hervortreten kann. Dadurch wandte sie sich erneut ihrer Psychofonie zu und hörte sie zweimal täglich ab. Dabei blieb es. Psychofonie ist ihre tägliche Gesundheitsmeditation, mit der sie sich einfach besser fühlt. Die Psychofonie musste bei der pensionierten Lehrerin nicht erneut angefertigt werden. Darin ist das Muster aus ihrem aktiveren Lebensalter gespeichert, das für sie zu einem immerwährenden Jungbrunnen wurde. Medikamente nimmt sie keine mehr. Sie schrieb uns:

Ich habe zu Beginn der Psychophonie an der Studie teilgenommen, hatte sicher pro Woche bis zu 3 Migräneattacken, konnte in der Schule nicht fehlen, musste meine Dosis steigern und immer wieder neue ausprobieren. Habe dann aber fast die CD beiseite gelegt und diesen Sommer, als in der Migros-Zeitung ein Artikel über Psychophonie war, und da auch der Tinnitus mit einbezog, holte ich die CD hervor und seither höre ich sie 2x pro Tag.

– Im Folgenden schrieb uns eine Shiatsu-Therapeutin (51) ausführlich über ihre persönlichen Psychofonie-Erfahrungen. Hier ihren Brief im Wortlaut:

«Seit über 20 Jahren habe ich an starken Spannungskopfschmerzen gelitten. Rote Augen, Überempfindlichkeit gegen Licht und Lärm, leichter Schwindel, manchmal mit Übelkeit verbunden, waren bei mir die Begleiterscheinungen. Die Kopfschmerzen haben sich in all den Jahren oft verändert. Bisweilen waren sie während der Menstruation stärker, manchmal durch Wetterlage, Höhenunterschied, etc. beeinflusst. Es gab für mich keine Erklärung für diese heftigen Spannungskopfschmerzen, die oftmals zwei bis drei Mal pro Woche auftraten und sogar ein paar Tage dauern konnten.

Ein Reitunfall vor acht Jahren mit leichter Hirnerschütterung und Schleudertrauma haben meine Kopfschmerzen zusätzlich verschlimmert. Seit 18 Jahren arbeite ich selbstständig als Shiatsu-Therapeutin und ich gebe Fußreflexzonen-Massagen. Ich unterrichte Shiatsu. Die Philosophie der TCM (Traditionelle Chinesische Medizin) sind Bestandteile unserer Ausbildung. Leider haben mich dieses Wissen und die Therapien und Körperübungen, die ich in all den Jahren gelernt und zum Teil regelmäßig praktiziert habe, keinen Schritt weitergebracht. Meine Kopfschmerzen haben sie nicht lindern können. All die Behandlungen haben mir zwar gutgetan und mich auf meinem Lebensweg weitergebracht. Aber eine Erleichterung für meine starken und anhaltenden Kopfschmerzen gab es dadurch nicht.

Da empfahl mir meine Ärztin Psychofonie. Nach den ersten drei Mal meine Musik hören habe ich bereits festgestellt, dass es sich in meinem Kopf etwas beruhigt hat. Das Kopfweh hat sich allmählich abgeschwächt, in der Stärke und in der Häufigkeit. Jetzt, nach vier Monaten regelmäßigen Psychofonie Hörens, haben sich meine Kopfschmerzen um mindestens 50 - 70 Prozent reduziert. Und ich habe das Gefühl, dass sich, ohne Kopfschmerz, mein Wohlbefinden zusehends noch verbessern wird.

Psychofonie ist für mich eine riesige Erleichterung, und fast ohne Schmerztabletten auszukommen, ist eine sehr gute Erfahrung. Offenbar entspannt Psychofonie mein Gehirn und meine Seele. Für mich bleibt aber trotzdem die Frage offen, was ist oder war der Grund meiner Kopfschmerzen. Was stresst mich so sehr, dass mein Kopf derart überlastet ist und mit diesen heftigen Schmerzen auf sich aufmerksam machen muss.»

Eine schöne Parallele aus der Mongolei zur Psychofonie, schrieb die Shiatsu-Therapeutin, möchte sie uns noch gerne erzählen:

«*Der Dokumentarfilm Das weinende Kamel erzählt die Geschichte einer Kamelmutter, die eine sehr schmerzhafte Geburt ihres Jungen erlebt hat. Sie hat es nach der Geburt nicht trinken lassen und verstoßen. Die Beduinen der Wüste versuchten die beiden Tiere zusammen zu führen, ohne Erfolg. Die Kamelmutter war sehr verstört und wollte ihr Junges nicht akzeptieren. Nun versuchten die Beduinen, das Tier mit ihrer Musik, mit klagenden, melancholischen Liedern, zu besänftigen und seinen Schmerz vergessen zu lassen. Die Kamelmutter beruhigte sich und ihr Herz öffnete sich endlich für ihr Junges. Die Kamelstute weinte tatsächlich, es kullerten Tränen aus ihren Augen, und sie erlaubte nun ihrem Jungen zu trinken. Durch diese klagenden und wehmütigen Lieder konnte sie ihren Schmerz vergessen!* »

Die Klientin, die uns obiges schrieb, nahm zu Beginn der Therapie häufig Medikamente, zum Zeitpunkt der Erhebung fast keine mehr. –

Wie dieser Dokumentarfilm eindrücklich zeigt, herrscht über das Verhalten das Vegetativum, das wir mit den Säugetieren teilen. Wie im theoretischen Teil dieses Buches gezeigt wurde, wirkt Psychofonie auf das Vegetativum ein. Dieser Film ist ein ergreifender Beleg der urwüchsigen Heilkraft von einfachsten Klangfolgen und urtümlicher Musik.

Ohne Ritalin: → unselbstsicher
→ unorganisiert
→ nervös
→ hektisch
→ plappermaul
→ depressiv

jetzt ohne Ritalin, aber mit Psychofonie:
→ ausgeglichen
→ produktiv
→ aufgestellt
→ konzentriert
→ fröhlich
→ ruhiger

Obiges schrieb uns eine 37-jährige beruflich selbstständige verheiratete Frau. Sie litt unter ADS und Depressionen, was häufig kombiniert anzutreffen ist. Dagegen wurde ihr immerfort Ritalin verschrieben, bis sie auf Psychofonie aufmerksam gemacht wurde. Aus purer Neugier ließ sie sich bei einem Berner Arzt das Psychofonie-EEG ableiten, und bald konnte Sie ihre Hirnströme hören, ein- bis zweimal täglich, wie sie schrieb. Es wirkte Wunder bei ihr. Sie bezeichnete ihr psychisches Befinden bei Therapiebeginn als gar schlecht. Man kann sich denken, wie sehr das auch ihre Ehe belastet hatte. Solche Dauerzustände sind nicht selten ein Scheidungsgrund. Bald ging es ihr viel besser. Sie wurde, dank Psychofonie buchstäblich ein neuer Mensch, wie sie es oben mit eigener Handschrift bezeugt. Ritalin konnte sie ganz absetzen. Sie lebt heute medikamentenfrei. Sie kann sich nun total entspannen, ist viel aufmerksamer und enorm leistungsfähig, was sich auch im Beruf gewinnbringend auswirkt. Das ist ein sehr eindrückliches Testimonial dieser Frau, die höchst aktiv mitten im Leben steht und die Verantwortung eines großen Betriebs mitträgt.

– Noch ein besonders eindrücklicher Fall: Eine *63-jährige verheiratete Lehrerin* mit Familie fiel im Winter an vereister Stelle auf den Hinterkopf, was ein HWS-Trauma auslöste und ihr schwer zu schaffen machte. Lesen Sie hier, wie sie ihr Problem in den Griff kriegte:

> *Nach einem Schlittelunfall mit Sturz auf den Hinterkopf (Schleudertrauma und Wirbel Verschiebung) halfen keine anderen Therapien. Ich habe Psychofonie ein ganzes Jahr sehr regelmässig angewendet. Am Morgen vor dem Aufstehen und am Abend vor dem Einschlafen. Die regelmässige Anwendung halte ich für sehr, sehr wichtig, sonst kann die Therapie nicht wirken.*
>
> *Nach Abschluss der Therapie hatte ich einen Rückfall. Ich hatte wieder Kopfschmerzen wie zu Beginn, die sich dann nach 1–2 Wochen legten. Mein Arzt und ich vermuten, dass mein Gehirn Entzugserscheinungen anmeldete, sich aber dann beruhigte.*

Als die Unfallverletzte dies schrieb, war sie 70-jährig. Sie fühlte sich geheilt und äußerte sich wie folgt: «Psychofonie war die sinnvollste und billigste Art, meinem Schleudertrauma Herr zu werden.» Die üblicherweise häufigen Therapiebesuche konnte sie sich ersparen. Dass nach Absetzen der Therapie die Beschwerden zurückkehren und dann doch verschwinden, ist in der Medizin als «Rebound-Effekt» wohlbekannt. Mit der Psychofonie konnte sie sich ständig regenerieren. Sie gab noch an, sie fühle sich dank Psychofonie wie ein neuer Mensch.

– Der nächste Fall litt unter *Migräne-Mischkopfschmerz*, manchmal von Erbrechen begleitet. Übelkeit ist ein häufiges Begleitsymptom der Migräne. Es gibt ausgesprochene Bauchmigränen (abdominelle Migräne), die sich ausschließlich durch Magen/Darm-Anfälle bei dumpfem Schmerzen im Bauch während einer Stunde bis zu drei Tagen manifestieren. Sie wird leider hierbei falsch (nicht als Migräne) diagnostiziert und unpassend therapiert. Ausgelöst wird diese Störung hier durch Wetterwechsel. Die *34-jährige Krankenschwester* im Schichtdienst lebt in einer Beziehung. Sie hörte die Psychofonie 1 - 3 Mal pro Tag. Damit erzielte sie einen schönen Erfolg und Medikamentenabbau. Sie muss nun weniger zum Arzt und fühlt sich viel besser.

MIGRÄNE - KOPFSCHMERZEN MIT ÜBELKEIT (MANCHMAL MIT ERBRECHEN)
WANN: WETTERWECHSEL, SELTENER BEI STRESS ODER AUFREGUNG;
ABKLÄRUNG BEIM FACHARZT UND EINSTELLUNG AUF SCHMERZMITTEL,
ARZTBESUCH ALLE 2-3 MONATE (REZEPT), SYMPTOME WERDEN
DURCH MED. GELINDERT, NICHT ABER DIE HÄUFIGKEIT DER ANFÄLLE;
2-3 TAGE IM JAHR WEGEN MIGRÄNE KRANK GESCHRIEBEN;
NACH BEGINN DER PSYCHOFONIEBEHANDLUNG RÜCKGANG DER
HÄUFIGKEIT UND DAUER DER ANFÄLLE (VOR PSYCHOFONIE
2 ANFÄLLE PRO MONAT JE 3 TAGE LANG / WÄHREND 1 ANFALL
PRO MONAT, MEISTENS NUR MEHR 1 TAG LANG)
BIN HEILFROH, DASS ICH MICH FÜR DIE PSYCHOFONIE-BEHANDLUNG
ENTSCHIEDEN HABE, ES IST EIN NEUES LEBENSGEFÜHL.

— «Ich kann heute dank der Psychofonie-Therapie ohne Schmerzen/Migräne leben», schrieb uns eine *23-jährige Gärtnerin,* die 10 Jahre früher als Realschülerin schwer an Migräne litt. Damit ging sie zu unserem Berner Psychofonie-Arzt Dr. Tereh, der ihr eine Psychofonie verschrieb. Die Schulanforderungen taten ihrem Kopf nicht gut, sie war monatlich krankgeschrieben und lag mit Migräne im Bett. Anfänglich hörte Sie Psychofonie nur, wenn sich die Migräne-Vorzeichen einstellten. Dennoch wirkte es gut, wie es bei Jugendlichen oft beobachtet wird. Als Gärtnerin hat sie die Kurve gekriegt. Sie ist fast nie krankgeschrieben und nimmt auch keine Medikamente mehr. Mit ihrer Psychofonie entspannt sie sich sofort:

Wann traten die Bewerden auf:
bei überhöhter Belastung oder Konzentration
z. B. Schule
mutmassliche Einflussfaktoren:
Wetter / Lärm und hohe Konzentration
Dafür war ich nie bei einem Hausarzt
jedoch 2x bei Herr Dr. There, der mir dann
die Psychofonie ausgestellt hatte

Im Anfang war ich ca. 1x pro Monat
krank, als ich dann die Psychofonie
Therapie angefangen hate, war ich in einem
Jahr höchstens 3 mal 1 tag krank geschrieben

– Ein 31-jähriger *Gemeindearbeiter* ist in verschiedener Hinsicht ein besonderer Fall. Er litt als junger Mann an Depressionen, die ihn als Folgeerscheinung einer ADHS-Erkrankung im Kindesalter heimsuchten, die mit Ritalin behandelt wurde. Er war deswegen auch hospitalisiert. Er bekam Neuroleptika und Antidepressiva. In schlechtem seelischen Zustand und mit starken Medikamenten sollte er flügge werden. In seiner Not drohte er auch mit Selbstmord. Mit 28 Jahren verlangte er für sich eine Psychofonie, die ihm nach psychiatrischer Abklärung auch ausgefertigt wurde. Von da an ging es mit ihm wunderbar bergauf. Die schwierige Ablösung vom Elternhaus gelang dank einer Unterbringung in einer betreuten Wohngruppe. Dort konnte er den sozialen Umgang lernen und seinen Beruf ausüben. Dank einer Halbtagesstelle in seinem Lehrbetrieb konnte er seinen Lebensunterhalt selber verdienen. Er hörte seine Gehirnklänge drei- bis viermal täglich regelmäßig und jahrelang. Damit konnte er sich selber helfen und die Medikamente reduzieren. Er bezeichnete sich als ein «neuer Mensch», hörte auch die 2. Psychofonie oft, sie sei «einfach gut» für ihn. So bewertete er die Wirkung:

Spezifische Wirkungen der Psychofonie: 5 4 3 2 1

Aussage	5	4	3	2	1
Psychofonie lindert meine Schmerzen (welche _____) total ... gar nicht	☐	☒	☐	☐	☐
Psychofonie verbessert meinen Schlaf total ... gar nicht	☐	☒	☐	☐	☐
Psychofonie verbessert meinen Tinnitus-Leidensdruck total ... gar nicht	☐	☐	☐	☐	☐
Psychofonie entspannt mich total ... gar nicht	☒	☐	☐	☐	☐
Psychofonie macht mich aufmerksamer total ... gar nicht	☐	☒	☐	☐	☐
Psychofonie erhöht meine Leistungsfähigkeit total ... gar nicht	☐	☐	☒	☐	☐
Psychofonie reduziert meinen Medikamentenkonsum total ... gar nicht	☐	☒	☐	☐	☐

Diese Einschätzung liegt nun einige Jahre zurück. Heute stellt sich die Situation leider ganz anders dar. Der Patient erlitt einen psychotischen Schub und musste zwangsweise in eine psychiatrische Klinik eingewiesen werden. Welche Lehre ist aus diesem tragischen Verlauf zu ziehen? Ist ein Mensch schwer krank, muss er oder sie unbedingt eine Ärztin konsultieren und die ärztlichen Anordnungen befolgen. Insbesondere dürfen vom Arzt verordnete Medikamente nicht ohne Rücksprache abgesetzt werden. Ganz sicher ist Psychofonie nicht geeignet, um Krankheiten wie Krebs, schwere Depressionen, Schizophrenie, Organversagen, Erkrankung der Muskeln und des Skeletts, Seh- und Hörverlust, multiple Sklerose, Lähmungen und Ähnliches zu behandeln. Psychofonie kann allenfalls zur Linderung beitragen, jedoch nie die ärztlichen Maßnahmen ersetzen. –

Und noch ein *HWS-Trauma* liegt hier oben vor, durch einen Autounfall. Rückenschmerzen, die nicht mehr weggehen, Migräneanfälle im 3-Tages-Takt. Ferner Psychotherapie, weil die seelische Belastung untragbar wurde. Und dann kam der Psychiater in seiner Not auf die Idee, als Ultima Ratio Psychofonie zu verordnen. Nun wendet sich das Blatt. Die 23-jährige *Heilpädagogin* nahm Psychofonie «bei Auftreten der Beschwerden». Es ging steil aufwärts, sie fand damit ihren Ausstieg aus der Spirale. Nach sieben Jahren schrieb sie, dass ihre Schmerzen nachhaltig ausbleiben, dass sie wunderbar schlafen kann, dass sie ohne Medikamente auskommt, und dass Psychofonie sie immer noch total entspannt. Sie steigerte, nun verheiratet, ihre Arbeitszeit von 50 auf 80 % und fühlte sich geheilt. Psychofonie blieb bis heute ihre Rückversicherung, wenn sich wieder Ungemach einstellt, greift sie auf Ihre Heilklänge zurück. –

Hier ist ein Hinweis angebracht auf unsere Schleudertrauma-Studie, die auf www.psychofonie.ch eingesehen werden kann. An der 12-monatigen Studie nahmen 17 PatientInnen mit HWS-Trauma teil. 5 erzielten einen sehr guten Erfolg mit Psychofonie, 4 hatten einen guten Erfolg, 6 hatten einen Teilerfolg, bei 2 stellte sich kein Erfolg ein. Mithin profitierten 53 % der Fälle von einer guten bis sehr guten Wirksamkeit. Fazit: Psychofonie ist eine gut wirksame Basistherapie zur Behandlung von HWS-Traumata.

Einfach nur Halleluja! Dies ruft die *62-jährige Hausfrau* aus, die nun zweimal pro Woche je neun Stunden auswärts arbeiten kann, seit sie Psychofonie gegen ihre Migräne nutzt. 15 Jahre lang hat sie alles ausprobiert, das ganze Arsenal der Schul- und Komplementärmedizin. Dazu noch vier Jahre Psychotherapie. Auch hier wieder die irrwitzige Polypharmazie und dann ein Medikamentenentzug. Das war vor 11 Jahren. Seither konnte sie sich ausschließlich mit Psychofonie helfen. Sie unterstreicht ihre Begeisterung noch wie folgt:

«Mir hat die Psychofonie geholfen, weniger zum Arzt zu gehen.» ☒ ja ☐ nein
«Ich bin dank Psychofonie ein neuer Mensch.» ☒ ja ☐ nein
«Ich empfehle die Psychofonie weiter.» ☒ ja ☐ nein
Was waren Ihre Motive, die Psychofonie zu machen?
☒ Medikamentenabbau ☒ *etwas gegen Migräne zu finden*

– Die 35-jährige *Lingeriearbeiterin* befand sich nach einem Autounfall in einem miserablen Zustand mit unerträglichen Kopfschmerzen und Lichtempfindlichkeit. Nach der üblichen medizinischen Behandlung war es nach zwei Jahren nicht besser. Nun ging sie es mit Psychofonie an. Sie musste damit viel weniger zum Arzt, was ihr Zeit schenkte. Sie hörte die Klänge dreimal täglich und erlebte während zwei Wochen eine Erstverschlimmerung. Sie fuhr aber mit der Psychofonie fort und schrieb:

Durch einen Autounfall mit Schleudertrauma und Hirnverletzung hatte ich sehr starke Kopfschmerzen und war extrem lichtempfindlich.
Durch die Psychofonie konnte ich diese Beschwerden (oder Therapie) mildern. Die ersten zwei Wochen waren sehr schlimm. Ich hatte das Gefühl, das mir jemand einen Kessel auf den Kopf gestülpt hat und diesen mit einem Schraubstock „zudreht". Nach zwei Wochen hatte ich das Gefühl jemand hebt diesen Kessel - und die Kopfschmerzen/Lichtempfindlichkeit waren viel besser. Ich habe noch eine Woche mit der Therapie weitergefahren. Danach konnte ich aufhören. Seither ist der Kopfschmerz/Lichtempfindlichkeit etwa gleich geblieben.

Schon in den beiden nächsten Wochen kam der Durchbruch: Die Kopfschmerzen blieben zunehmend weg. In den nächsten sechs Jahren bis zu diesem Rapport konnten die Patientin bei wenig Kopfweh ein normales Leben führen. Schade ist nur, dass sie die Psychofonie nach vier Wochen absetzte. Hätte sie damit weiter gefahren, hätten sich ihre Kopfschmerzen bestimmt ganz aufgelöst. Jede Patientin, jeder Patient kann sich jederzeit an den Autor wenden und erhält eine kostenlose Beratung für alle Fragen der Psychofonie-Anwendung.

Abermals sehen wir im folgenden Bericht, wie geistige Produktivität mit Psychofonie unkompliziert auf den Weg gebracht werden kann:

– Ein 47-jähriger *Theologiestudent* berichtete über Stress- und Schlafprobleme im Studium. Medikamente nahm er nicht. Mit der Psychofonie, die er nur einmal täglich fünf Monate lang beim Einschlafen hörte, und mit Hilfe einer Psychologin «erreichte ich eine Stabilität, die mich das Studium zum Abschluss bringen ließ». Vier Jahre später, als Pfarrer schon voll berufstätig, greift er immer noch gelegentlich zur Psychofonie, ungefähr einmal monatlich. Psychofonie sei ein gutes Schlafmittel und er könne sich damit total entspannen, fokussieren, und er sei damit sehr leistungsfähig, hält der Geistliche schriftlich fest.

– Hier kommt eine professionelle *Musiklehrerin* am Konservatorium zu Wort. Als 52-Jährige litt sie langjährig an Migräne und Schlafstörungen.

Ich bin täglich mit Migräne aufgewacht. Die Auslöser sind viele Nahrungsmittel-Zusätze wie Glutamat. Auch jeder innere und äußere Druck kann bei mir Migräne auslösen.
Die Psychophonie hat mir sehr geholfen. Beim Hören glaubte ich genau einen Ort im Hirn festzustellen zu können, der sich als Knoten aufzulösen beginnt. Vermutlich werde ich sie wieder benützen!

Diese wurden mit vielen Pillen erfolglos bekämpft. Medikamente abzubauen war deshalb ein Hauptmotiv, um es mit Psychofonie zu probieren. Offensichtlich war das Hören ihrer Psychofonie für diese mit einem maximal geschulten Gehör ausgestattete Person kein Problem! Sie hörte die Klangfolgen vier Jahre lang zweimal pro Tag. Das wirkte gut. Die Migräne war dauerhaft total verschwunden, ebenso die Schlafstörungen. Die inneren und äußeren Drucksituationen konnte sie nun ohne Weiteres abfedern. Sie entspannte sich beim Hören reflexartig und konnte fast auf Medikamente verzichten. Die Therapiedauer betrug vier Jahre mit zweimal Abhören pro Tag. Dieser Bericht erreichte uns fünf Jahre nach Therapieende.

– Eine bei Kurende 46, heute 50-jährige verheiratete *Buchhalterin* litt an Schlafstörungen und Migränekopfschmerzen. Der Hausarzt empfahl ihr, es mit Psychofonie zu versuchen. Das musste die Frau nicht bereuen: Sie hörte Psychofonie während eines Jahres ab und berichtet über eine sehr gute Wirkung bei Schlaf-Verbesserung und eine gute Wirkung bei Migräne, Entspannung und Medikamentenreduktion.

– Ein 42-jähriger *Hotelier* griff zur Psychofonie «wenn nötig». Er arbeitete je 16 Stunden an sechs Wochentagen. Er litt unter diesem Stress und benützte seine Hirnklänge für den Stressabbau. Er hatte, wie er berichtete, damit sein perfektes Mittel gefunden, das ihn jedes Mal «total» entspannt. Er wurde dadurch leistungsfähiger und aufmerksamer.

– Diese *52-jährige Frau* erlebte mit einem Jahr Psychofonie die perfekte Heilung von Migräne und Medikamenten-Übergebrauchs-Kopfschmerz.

Meine allgemeinen Feststellungen zur Psychofonie:

«Ich habe aufgehört Psychofonie zu hören, weil...   *falls ja, blau oder rot* <u>unterstreichen</u>

...ich mich *gesund / geheilt* fühle.»   ☒ ja   ☐ nein

...es bei mir *nicht / nicht mehr* nützt.»   ☐ ja   ☐ nein

«Ich höre Psychofonie *dauernd / oft*, damit fühle ich mich besser.» *(dazumal.)*   ☒ ja   ☐ nein

«Mir hat die Psychofonie geholfen, weniger zum Arzt zu gehen.»   ☒ ja   ☐ nein

«Ich bin dank Psychofonie ein neuer Mensch?»   ☒ ja   ☐ nein

«Ich empfehle die Psychofonie weiter.»   ☒ ja   ☐ nein

Was waren Ihre Motive, die Psychofonie zu machen?

   ☒ Medikamentenabbau   ☐ _____

Ich beschreibe Ihnen meinen Fall / meine Psychofonie-Erfahrungen hier noch mit Worten:

Anregungen: Art Ihrer Beschwerden; wann treten die Beschwerden auf; mutmassliche Einflussfaktoren (Tageszeiten, Jahreszeiten, Wetter, familiäre Belastung, etc.); waren Sie dafür bei einem Facharzt oder beim Hausarzt - wie oft? Konnten die Ärzte helfen? Wie viele Tage pro Jahr waren Sie krankgeschrieben?

> Häufige bis tägliche Migräne. Einflüsse nicht herausgefunden. Hausarzt, div. Spezialisten. Dauernd, da enormer Medikamentenverbrauch. 150 Tage
>
> Die Psychofonie hat mir derart geholfen, dass ich heute ein Leben führen kann, ohne dauernd Tabletten zu schlucken. Ich gehe aus dem Haus ohne Notfalltabletten in der Tasche. Ein "neues" Leben!!

– Von einem prächtigen Erfolg berichtete ein 35-jähriger *Betriebsmechaniker* mit Migräne, Tinnitus und Herz-Kreislaufproblemen. Er bekam dafür Migränemittel, die ihn auf die Dauer nicht befriedigten. Nach vier Monaten zweimal täglich Hören erzielte er eine mittlere Besserung bei Migräne, Schlafstörungen und Tinnitus, Medikamente konnte er fast ganz abbauen.

– Diese 60-jährige *Lehrerin* wurde vor acht Jahren von ihrer Migräne geheilt. Die Psychofonie-Kur dauerte vier Jahre, dabei hörte sie Psychofonie regelmäßig drei- bis viermal pro Tag. Medikamente nimmt sie nur noch gegen Rheuma. Gegen Migräne benötigt sie keine mehr. Man beachte das Ausrufezeichen - es stammt selbstverständlich von ihr.

Meine allgemeinen Feststellungen zur Psychofonie:

«Ich habe aufgehört Psychofonie zu hören, weil...   *falls ja, blau oder* *rot* <u>unterstreichen</u>

	5 4 3 2 1	
...ich mich *gesund* / <u>*geheilt*</u> fühle.»	☐ ja	☐ nein
...es bei mir *nicht* / *nicht mehr* nützt.»	☐ ja	☐ nein
«Ich höre Psychofonie *dauernd* / *oft*, damit fühle ich mich besser.»	☐ ja	☐ nein
«Mir hat die Psychofonie geholfen, weniger zum Arzt zu gehen.»	☐ ja	☐ nein
«Ich bin dank Psychofonie ein neuer Mensch?»	☒ ja!	☐ nein
«Ich empfehle die Psychofonie weiter.»	☒ ja	☐ nein

– Unten schrieb uns eine 45-jährige *IT-Expertin* in Vollzeit-Anstellung. Ihre Psychofonie-Kur begann sie mit 38 Jahren, sie dauerte ein Jahr und die Klänge wurden 3x täglich abgehört. Dabei befand sie sich in Trennung und war psychisch belastet. Dennoch, die Resultate sind geradezu perfekt. Heute geht es ihr sehr gut, in jeder Hinsicht.

Meine allgemeinen Feststellungen zur Psychofonie:

«Ich habe aufgehört Psychofonie zu hören, weil...   *falls ja, blau oder* *rot* <u>unterstreichen</u>

...ich mich <u>*gesund*</u> / *geheilt* fühle.»	☒ ja	☐ nein
...es bei mir *nicht* / *nicht mehr* nützt.»	☐ ja	☒ nein
«Ich höre Psychofonie *dauernd* / <u>*oft*</u>, damit fühle ich mich besser.»	☒ ja	☐ nein
«Mir hat die Psychofonie geholfen, weniger zum Arzt zu gehen.»	☒ ja	☐ nein
«Ich bin dank Psychofonie ein neuer Mensch?»	☒ ja	☐ nein
«Ich empfehle die Psychofonie weiter.»	☒ ja	☐ nein

Was waren Ihre Motive, die Psychofonie zu machen?
☐ Medikamentenabbau   ☒ *Medizin ohne Nebenwirkung*

Ich nahm / nehme Medikamente		5 4 3 2 1	
...infolge akuter Erkrankung?	zu Beginn der Therapie	nie ☐☐☐☒☐ häufig	
	zum Ende der Therapie	nie ☐☒☐☐☐ *häufig*	
	heute	nie ☒☐☐☐☐ häufig	
...infolge chronischer Leiden?	zu Beginn der Therapie	nie ☐☐☐☒☐ häufig	
	zum Ende der Therapie	nie ☐☒☐☐☐ *häufig*	
	heute	nie ☒☐☐☐☐ häufig	

Spezifische Wirkungen der Psychofonie:	5 4 3 2 1	
Psychofonie lindert meine Schmerzen (welche __*kopf*__)	total ☒☐☐☐☐ gar nicht	
Psychofonie verbessert meinen Schlaf	total ☒☐☐☐☐ gar nicht	
Psychofonie verbessert meinen Tinnitus-Leidensdruck	total ☐☐☐☐☐ gar nicht	
Psychofonie entspannt mich	total ☒☐☐☐☐ gar nicht	
Psychofonie macht mich aufmerksamer	total ☒☐☐☐☐ gar nicht	
Psychofonie erhöht meine Leistungsfähigkeit	total ☒☐☐☐☐ gar nicht	
Psychofonie reduziert meinen Medikamentenkonsum	total ☒☐☐☐☐ gar nicht	

– Unten schrieb uns eine *pensionierte Frau,* die zwei Jahre zuvor eine einjährige Psychofonie-Kur abschloss. Ihr Gesamtbefinden bezifferte sie wie folgt: Vor der Kur 3, am Ende der Kur 4, zwei Jahre danach 5 = sehr gut. Nach Therapieende erlitt sie nur noch im Halbjahresrhythmus Migränen. Danach war sie davon befreit. Sie braucht die Psychofonie heute nicht mehr.

> Vor ca. 3 Jahren, 60 jährig, sind bei mir erstmalig Migräneattacken mit Erbrechen aufgetreten. Mein Arzt, Dr. med. K. Teran in Bern, hat mir Psychophonie empfohlen. Ich habe die CD 3x täglich 10 Min. während eines Jahres gehört. Nach diesem Jahr war eine merkliche Verbesserung spürbar. Die Migräne ist die nachfolgenden zwei Jahre ca. 6-monatlich aufgetreten und heute bin ich praktisch zu 100% davon befreit.

– Ein 57-jähriger *Lehrer* in Vollzeitanstellung litt an Migräne und Tinnitus. Er nahm zeitlebens häufig Medikamente. Sein Befinden bei Therapiebeginn war sehr schlecht. Auf Rat des Hausarztes hörte er die Psychofonie 7 Jahre lang täglich zweimal ab. Nur in den Ferien ließ er es bleiben. Das ist eine gute Idee, es wirkt der Gewöhnung entgegen und der auditive Reiz ist nach dem Urlaub wieder frisch da. Er erlebte rasch einen vollen Erfolg, auch der Tinnitus-Leidensdruck verschwand. Seine Psychofonie-CD wurde zu seinem verlässlichen Begleiter.

> - Migräne seit der Kindheit.
> - Akupunktur, Reflexzonenmassage, Tablettenkur Augentherapie, Alternativmedizin-en: alles ohne Erfolg
> - jetzt geht's mir sehr gut, vielen Dank für Ihre Psychofonie
> - der Erfolg stellte sich schon nach sehr kurzer Zeit (3 Mte) ein.

– Als diese *Patientin* mit Psychofonie begann, war sie 48 Jahre alt, war teilweise *im Kindergarten berufstätig* und lebte in einer Beziehung:

«Ich beschreibe Ihnen meinen Fall hier ausführlich (jedoch nicht handschriftlich). Mein Grund zur Psychofonie: Unfalltrauma, Reizüberflutung, gestresstes Nervensystem, Erschöpfungszustand, etc. In der Zeitschrift "Gesundheit Sprechstunde" (Nr.18, 2006, p.15-16)empfiehlt der schulmedizinische Kopfweh-Spezialist Dr. Reto Agosti ausführlich die ganze pharmazeutische Therapie-Palette gegen Migräne. Richtigerweise erwähnt er jedoch, "schrankenlos dürfen Migräniker die Medikamente nicht schlucken". Und er empfiehlt vor allem eine wirksame Prophylaxe, neuerdings ist das Botulinumtoxin. Er nahm an einer groß angelegten Studie selber teil mit 35 Patienten am Hirslanden-Spital. Der Hälfte spritzte er das Nervengift, der anderen nur Wasser, 4 Spritzen pro Jahr. Eine Botulinum-Spritze kostet 800 Franken, die Grundversicherung zahlt nichts. Das Resultat war ernüchternd: Das Nervengift wirkte nicht besser als Wasser. Da die so behandelten Patienten aber weniger Anfallsmedikamente benötigten, die Attacken weniger heftig ausfielen und sich ganz all gemein besser fühlten, bieten in der Schweiz inzwischen viele Kopfwehspezialisten diese teure wiederkehrende Behandlung mit Botulinumtoxin als Prophylaxe an, obgleich die Wirkungsweise nach wie vor unklar ist. Sinnigerweise erwähnte dieser Artikel aber unter dem Titel Komplementärmedizin auch die Psychofonie. Diese Methode liefert mindestens die gleichen Verbesserungen ohne Nervengift, wie wir hier sehen, und sie kostet nur einmal 800 Franken, oft für mehrere Jahre Nutzungsdauer! Mein Arzt Dr. Markus Fischer hatte mir Psychofonie nahegelegt, und das wurde ein toller Erfolg für mich. Ich bin absolut überzeugt, dass das ständige regelmäßige Abhören mir geholfen hat, wieder im Körper "ausgemittelt" zu werden. Ich empfehle jedem mit Neugierde und Optimismus den ungewohnten Ton-Kompositionen zu begegnen, sie auszuhalten und lieb zu gewinnen. Ich hörte sie dreimal täglich ein ganzes Jahr lang. Danach legte ich die CD beiseite, weil ich mich gesund fühlte. Nicht nur die Kopfschmerzen waren selten geworden, Depressionen habe ich keine mehr, auch mein Schlaf wurde wieder gut, ich entspanne mich damit total, gleichzeitig bin ich aufmerksamer. Und ich nehme heute fast keine Medikamente mehr. Die Audio-CD hat mir geholfen, viel weniger zum Arzt zu gehen. Psychofonie empfehle ich sehr.» –

> Nach einem Schlag auf den Kopf, hatte ich immer wieder Kopfschmerzen. Mein Hausarzt empfiehlt mir vor Jahren Psychofonie. Die Kopfschmerzen treten nur noch selten auf. Ich höre die CD noch ab und zu. Ich würde es jedem weiter empfehlen. Man sollte sich die Zeit dazu nehmen.

Obiges schrieb uns ein 19-jähriger *Logistikassistent*, der auch nachts arbeiten musste. Er litt unter Heuschnupfen. Das bescherte ihm Kopfschmerzen und die Atemwege waren oft verstopft. Er hörte die Psychofonie zweimal täglich ab. Die Kopfschmerzen gingen fast ganz weg. Er schlief wesentlich besser, und vor allem konstatierte er eine total verbesserte Leistungsfähigkeit. Auch nach der intensiven Kur, die er als 15-Jähriger begann, griff er ab und an zu seiner Psychofonie, wenn er es für nötig fand. Damit konnte er sich gegen die unangenehmen Begleitsymptome seiner Allergie gut helfen, ohne immer wieder deswegen den Arzt konsultieren zu müssen.

– Eine 51-jährige *Supervisorin und Ehefrau* berichtete aus ihrer Psychofonie-Kur, die schon einige Monate andauerte, wie folgt. Sie war zu Beginn der Kur depressiv und litt unter starken Kopfschmerzen. Deshalb war sie nicht arbeitsfähig. Zum Berichtszeitpunkt arbeitete sie auswärts drei bis vier Stunden pro Woche. Die Kopfschmerzen schwächten sich bedeutend ab (4 Scores von 5). Gleichermaßen verbesserte sich die Aufmerksamkeit und sie entspannte viel besser. Auch sie musste nicht mehr ständig Zeit in Arztbesuche investieren, und die Depressionen hellten sich auf.

1995 Velo Unfall → Schädel-Hirn Trauma –
bleibender Tinnitus, vermehrt
Kopfschmerzen + Migräne

2001 Auto Unfall → Distorsionstrauma, schwer
• REHA • Diessenhofen
• Spezialärzte
•

Bleibende Schäden   Alternativ-Ärztin
• Nacken-Steifigkeit + Schmerzen   Div. Therapien
• Kopfschmerzen, Migräne
• schnell Ermüdbar
• schwache Konzentrationsfähigkeit
• Tinnitus

Hier ist die Erklärung dafür, weshalb die *schwer verunfallte Frau* nach langer medizinischer Spezial-Behandlung schließlich entscheidende Hilfe durch Psychofonie fand. Die Ärztin, die sie nach den Reha-Spezialärzten, betreute, machte ihr eine Psychofonie. Die Patientin gab noch an, dass sich dadurch ihre Leistungsfähigkeit so weit verbesserte, dass sie als Beraterin einer Teilzeit-Arbeit nachgehen konnte. Dies ist ein typisches Beispiel, dass selbst in der komplizierten Sachlage eines schweren HWS-Traumas die Psychofonie als Basistherapie die Situation bedeutend verbessern kann.

– Es gibt oft Angehörige von Pflegeberufen, die sich mit Psychofonie helfen. Warum wohl? Die 54-jährige *Pflegefachfrau Onkologie* hört ihre Psychofonie einmal täglich seit zwei Jahren, und sie fährt damit fort, weil sie sich damit besser fühlt. Zwar ist der Effekt auf ihre rheumatischen Muskelschmerzen nur gering, aber sie kann leichter schlafen und erlebt, wenn sie am Abend die Klänge lauscht, eine sofortige totale Entspannung. Sie teilte mit, die audioregulative Kur hätte ihre Leistungsfähigkeit erhöht (4 von 5 Scores). Dank der Psychofonie-Therapie durch ihren Hausarzt geht es ihr nach zwei Jahren sehr viel besser und sie kreuzte an: «Ich bin dank Psychofonie ein neuer Mensch.»

– Eine junge *Empfangsdame* (31) lebte in einer unglücklichen Beziehung, sie fand über Monate keinen Schlaf, litt an Kopfweh, Migräne und damit verbundene Magen-/Darmstörungen. Obgleich sie nur drei Tage pro Woche arbeitete, ging es ihr körperlich und psychisch sehr schlecht. Sie nahm viele verschiedene Medikamente gegen ihre Leiden. In dieser Verfassung konsultierte sie Dr. Markus Fischer in Winterthur, der ihr auch die Psychofonie verschrieb. Nach einem Jahr sehen wir eine lebensfrohe Frau, in Trennung, in einem ganz anderen, anstrengenderen Beruf als *Pferde-Bereiterin* in Vollzeit-Stellung 47 Stunden pro Woche. Schlafverbesserung und Entspannung wurde ihr durch die Psychofonie zuteil, und die Medikamente konnte sie ebenfalls abbauen. Es ist nicht leicht, die Maßnahmen auseinanderzuhalten, die ihr Besserung brachten. Aber das ist auch nicht nötig. Jedenfalls fährt sie fort, Psychofonie zu hören, weil es sie stabilisiert. Lesen sie hier, wie sie es selber in Worte fasst:

> Ich hatte enorme Schlafstörungen (1-3 Std pro Nacht Schlaf über Monate). Zusätzlich zur Psychofonie ging ich in psychotherapeutische Behandlung, in Cranio-Sakral-Therapie und nahm verschiedene Schlafmittel. Die Behandlungen konnte ich enorm reduzieren, auch die Medikamente, doch noch nicht ganz absetzen.
> Was mir am meisten half ist nicht genau einzuordnen. Doch kann ich wieder 100% arbeiten in körperlich anstrengender Tätigkeit. Bin enorm lebensfroher geworden und schlafe normalerweise im Vergleich zu früher viel mehr und besser. Ziel ist die Medikamente ganz absetzen zu können.

– Eine *Laborantin* fuhr mit Ihrer Schwester (Ärztin) in die Ferien nach Afrika. Der *Ärztin* ging es dort miserabel, weil sie die Hitze nicht ertrug. Die Laborantin hatte Ihre Psychofonie dabei, sie hatte keine Beschwerden. Die Ärztin fragte, ob sie die Psychofonie der Schwester auch hören dürfe. Tatsächlich ging es ihr damit besser, und beide konnten die Ferien genießen. In einer strengen Vergleichsstudie haben wir allerdings nachweisen können, dass die eigene Psychofonie besser wirkt. Wir empfehlen es deshalb nicht, die Psychofonie auszuleihen. –

Meine allgemeinen Feststellungen zur Psychofonie:

«Ich habe aufgehört Psychofonie zu hören, weil...   *falls ja, blau oder rot* <u>unterstreichen</u>

...ich mich *gesund / geheilt* fühle.»	☐ ja	☒ nein
...es bei mir *nicht / nicht mehr* nützt.»	☐ ja	☒ nein
«Ich höre Psychofonie <u>*dauernd*</u> / oft, damit fühle ich mich besser.»	☒ ja	☐ nein
«Mir hat die Psychofonie geholfen, weniger zum Arzt zu gehen.»	☒ ja	☐ nein
«Ich bin dank Psychofonie ein neuer Mensch?»	☒ ja	☐ nein
«Ich empfehle die Psychofonie weiter.»	☒ ja	☐ nein

Was waren Ihre Motive, die Psychofonie zu machen?
☒ Medikamentenabbau   ☐ _____

Ich beschreibe Ihnen meinen Fall / meine Psychofonie-Erfahrungen hier noch mit Worten:

> *1995*
> Keinen Tag ohne Kopfschmerzen bis zu jeweiligem 3-tägigem Migräneanfall pro Monat. Kopf war nie klar, ich verspürte immer einen unangenehmen Druck. Vermutlich durch Hormontabletten, welche ich für sehr gegen Herzrythmusstörung bekommen hatte.
> Noch wenigen Tagen Psychofonie war mein Kopf völlig klar. Die 3-tägigen Migräneanfälle pro M. blieben leider. Irgendwann habe ich die Hormontabl. abgesetzt. Die Migräne blieb. Heute nehme ich zur Psychofonie sobald eine Verspannung oder ein Beginn von Kopfschmerzen auftauchen eine Tablette. Auf diese Art habe ich keine oder sehr selten Migräne. Die Psychofonie habe ich zwischendurch für kurze Zeit unterbrochen, was wieder diesen dauernden Druck im Kopf hervorrief.

Hier schreibt eine damals 43-jährige *kaufmännische Angestellte*, die noch Hausfrau und Mutter war. Ihr Gesamtbefinden bezeichnete Sie als sehr schlecht. Sie nahm ständig Tabletten gegen Kopfweh und Migräne. Sie hörte ihre Psychofonie über acht Jahre regelmäßig am Morgen und am Abend. Der Erfolg ließ nicht auf sich warten, wie sie oben beschreibt. Die Migräne ging fast ganz weg, ebenso die Schlafstörungen. Sie profitierte enorm von der reflexartigen Tiefenentspannung, die das dominierende Merkmal von Psychofonie ist. Medikamente konnte sie entscheidend vermindern. Als Sie Psychofonie zwischenzeitlich absetzte, war der Druck im Kopf wieder da, also blieb sie bei ihrer klingenden Eigentherapie.

– Und noch einen *Multifunktionsfrau* (verheiratete Mutter, Hausfrau, Vollzeit-Büroangestellte) bespricht hier ihren Fall. Sie ist etwa 35 Jahre alt und hört die Psychofonie dreimal täglich während neun Monaten konsequent. Es ging ihr vor dieser Kur sehr schlecht. Zudem war sie als Epileptikerin in neurologischer Obhut und auf ein Antiepileptikum eingestellt. Der Neurologe verschrieb ihr gegen die Migräne deshalb «nur» Psychofonie. Nach dieser Kur war sie von Migräne frei und konnte mit Psychofonie aufhören. Sie bezeichnet sich als geheilt und empfiehlt die Psychofonie hier mit diesem Text:

> Ich hatte sehr oft starke Migräne inkl. Erbrechen etc. (Mehrmals monatlich)
> Musste mich oft in ein verdunkeltes Zimmer zurückziehen und schlafen (inkl. Med.)
>
> Die Psychofonie hat die Migräne regelrecht vertrieben. Ca ¾ Jahr hörte ich die CD 3x täglich. Danach konnte ich sie zur Seite legen der Spuck war vorbei.
>
> Ganz selten habe ich noch Kopfschmerzen (keine Migräne)
> Eine richtige Migräne habe ich nur noch ca 2x jährlich

– Ebenso einen vollen Erfolg erzielte ein *pensionierter Physiker* (68), der an Depressionen litt. «Aus Überzeugung» ließ er sich die Psychofonie anfertigen, denn er wollte keine Antidepressiva schlucken. Vor der Pensionierung arbeitete er 12 Stunden pro Tag. Die Kur dauerte knapp ein Jahr mit drei Psychofonie-Meditationen täglich. Die Arztbesuche wurden seltener. Den Erfolg hat er hier unten angekreuzt.

Spezifische Wirkungen der Psychofonie:	5	4	3	2	1	
Psychofonie lindert meine Schmerzen (welche *Depressionen*)	total	☐	☒	☐	☐	☐ gar nicht
Psychofonie verbessert meinen Schlaf	total	☐	☒	☐	☐	☐ gar nicht
Psychofonie verbessert meinen Tinnitus-Leidensdruck	total	☐	☐	☐	☐	☐ gar nicht
Psychofonie entspannt mich	total	☒	☐	☐	☐	☐ gar nicht
Psychofonie macht mich aufmerksamer	total	☐	☒	☐	☐	☐ gar nicht
Psychofonie erhöht meine Leistungsfähigkeit	total	☐	☒	☐	☐	☐ gar nicht
Psychofonie reduziert meinen Medikamentenkonsum	total	☐	☒	☐	☐	☐ gar nicht

Seit ca 4 Jahren leide ich täglich an Übelkeit. Diverse Ärzte
machten diverse Tests, organisch bin ich gesund. Einzig
fand man diesen September heraus, dass ich eine Frucht-
zuckermalabsorbtion habe, wobei ich aber noch nicht
sicher bin, ob diese für die Übelkeit verantwortlich ist.
Eine Möglichkeit wäre, dass das Unwohlsein von einer
inneren Nervosität stammt, welche ich oft verspüre.
Daher dachte ich, dass Psychofonie mir zu mehr
Ausgeglichenheit helfen könne. Es ist tatsächlich so,
dass ich mich nach dem Hören der Psychofonie
ruhiger + 'mehr bei mir selbst' fühle. Es fühlt sich
ein wenig wie eine 'Massage des Hirnes' an. Seit ich
Psychofonie höre, gehts mir tatsächlich besser auch
in Sachen Übelkeit. Aber ich bin nicht sicher, ob die
Besserung von der Musik stammt (was ich sehr schön
finden würde) oder von der Ernährungsumstellung, welche
ich diesen Monat auch gemacht habe wegen der Fructosethematik.

Dies schrieb uns eine 30-jährige *Empfangsdame in Vollzeit-Anstellung.*
Psychofonie einmal mehr als die Ultima Ratio einer leider missglückten
medizinischen Behandlung seit vier Jahren. Nicht ohne Grund sprach die
Klientin auch von «schlechten Ärzten», die sie behandelt hätten. Schon
nach kurzer Hördauer (1 Monat, 3x täglich) wurde der bei Psychofonie
typische markante Entspannungseffekt Hauptgrund einer Linderung. Die
Frau gab an, dass sich ihr chronisches Nervosität-Übelkeits-Syndrom klar
verbesserte. Sie wurde rasch viel ausgeglichener. Eine Umstellung der
Ernährung trug das ihre bei, um dieser Klientin zu helfen. Dass die
Administrativ-Mitarbeiterin fortfuhr, Psychofonie zu hören, führte zu einer
nachhaltigen Beseitigung der Übelkeit.

– Hier die Daten eines *Berufsberaters.* Er quantifiziert die Wirkung der
Psychofonie kurz und bündig wie folgt:

Spezifische Wirkungen der Psychofonie:	5	4	3	2	1	
Psychofonie lindert meine Schmerzen (welche _____) total		☒	☐	☐	☐	gar nicht
Psychofonie verbessert meinen Schlaf total		☒	☐	☐	☐	gar nicht
Psychofonie verbessert meinen Tinnitus-Leidensdruck total	☐	☐	☐	☐	☐	gar nicht
Psychofonie entspannt mich total	☒	☐	☐	☐	☐	gar nicht
Psychofonie macht mich aufmerksamer total	☐	☒	☐	☐	☐	gar nicht
Psychofonie erhöht meine Leistungsfähigkeit total	☐	☐	☒	☐	☐	gar nicht
Psychofonie reduziert meinen Medikamentenkonsum total	☐	☒	☐	☐	☐	gar nicht

Dieser 53-jährige verheiratete Berater mit unregelmäßiger Arbeitszeit ließ sich die Psychofonie wegen Kopfweh anfertigen und weil er auf der Suche nach einer Alternativ-Methode war. Offensichtlich hatte auch er damit Erfolg. Selbst die Kopfschmerz-Medikamente konnte er fast ganz abbauen.

– Zum Schluss kommt eine für Psychofonie *typische Klientin* zu Wort, die ihre Rückmeldung im Alter von 44 Jahren machte. Sie ist verheiratet, bezeichnet sich als Hausfrau und ist nicht erwerbstätig, aber sozial gut integriert. Sie lebt in ländlicher Umgebung im Emmental. Es ging ihr schlecht, psychisch wie körperlich, als sie sich über Psychofonie erkundigte. Offenbar nahm sie oft Medikamente zu sich, namentlich gegen Tinnitus und Schwindel. Sie sah einen Zusammenhang mit Durchblutungsstörungen im Gehör. Ihr Leitmotiv für die Psychofonie war Medikamentenabbau. Nach Maßgabe ihres verordnenden Arztes hörte sie die Psychofonie zu Beginn regelmäßig dreimal am Tag. Sie konnte auf einige Medikamente verzichten. Schon nach wenige Monaten fühlte sie sich viel besser. Das regelmäßige Hörerlebnis, die stillen Minuten ganz bei sich selbst, von ihren eigenen Klängen durchströmt, taten ihr wohl. Es entspanne sie total, wie sie betonte. Ihr Befinden besserte sich und wurde gut, körperlich wie psychisch. Der Tinnitus-Leidensdruck verschwand fast, der Schlaf wurde tief und Schmerzen hatte sie viel weniger. Diesen erträglichen Normalzustand konnte sie langfristig erhalten, indem sie Psychofonie bis heute täglich einmal hört. Gern erzählt sie es weiter, wie gut es ihr nun geht, dank ihres stets griffbereiten «Musikaments» Psychofonie. –

Fazit: Zu schön um wahr zu sein, mögen kritische Leserinnen denken, wenn sie die hier dargestellten Fallbesprechungen lesen. Selbstverständlich haben wir fast nur erfolgreiche Verläufe dargestellt. Die Sichtung aller Rückmeldungen zeigte indessen, dass die weniger Erfolgreichen die Psychofonie überwiegend falsch angewendet hatten. Nur einmal täglich statt dreimal abgehört, die Kur nach wenigen Wochen abgebrochen, Psychofonie ausgehebelt mit übermäßiger Medikation, das sind die häufigsten Gründe, weshalb Psychofonie nicht wirkte. Der erfahrenste Psychofonie-Arzt, Dr. Klaus Tereh, betonte immer wieder, dass es bei richtiger Anwendung der Psychofonie keine Therapieversager gibt. Diese Maximalposition möge allen Zweiflern Mut machen dranzubleiben!

Anhang

Langzeitstudie

Ergebnisse

Quelle der oben

erwähnten Fallberichte

(Text in English)

Deutsche Kurzfassung publiziert in

Die schweizerische Arzt & Spital-

Revue, 1–2(2010), S.48–50,

siehe www.psychofonie.ch

Pain Relief and Relaxation Through Listening to EEG-Based Auditory Patterns

A Long-Term Study on Psychofonie

Authors:

Bruno Fricker

Dipl. Physiker ETH

Swiss Forum of Psychofonie

Brunnenmoosstrasse 7

CH-8802 Kilchberg ZH

Switzerland

Burkhardt Seifert

Prof. Dr. rer. nat.

Biostatistics Unit ISPM

University of Zurich

Hirschengraben 84

CH-8001 Zürich

Switzerland

Correspondence address:

Bruno Fricker

Dipl. Physiker ETH

Brunnenmoosstrasse 7

CH-8802 Kilchberg ZH

Switzerland

bruno.fricker@spectralab.ch

Abstract

- *Introduction.* The off-line neurofeedback method termed Psychofonie® has been widely applied in Switzerland for 15 years. To get a picture of the benefits, a long-term study was conducted of 163 patients of all ages, randomly selected and predominantly women. By means of a questionnaire, they retrospectively recorded participant usage of the audio-cerebral method of self-regulation therapy and its effects on a series of outcomes. The same sound pattern derived from a patient's single EEG could be used for months or even years.

- *Method.* Data were collected representing patient use of Psychofonie for as little as a few months or as many as ten years. Patients quantified the duration of self-treatment and reported changes in their overall condition, physical complaints, mental state and social behavior, and in more specific effectiveness aspects.

- *Results.* After an initial training period of three months, significant improvements were found. These improvements were greater with longer Psychofonie use and were sustained even after usage had ended. Some outcomes were specifically investigated. The therapy was most effective in helping achieve relaxation, followed then in order by sleep improvement, relief of migraines and simple headaches, ability to work, and ability to concentrate. Sensitivity to tinnitus was reduced in some cases as well.

- *Conclusion.* These findings corresponded well with earlier studies, in which six out of ten subjects experienced significant improvement in similar effects. The study results suggest that the same sound pattern derived once from a subject's EEG could be sustained in use for months or years.

1 Introduction

The auditory intervention technique Psychofonie has been used by medical professionals in Switzerland, Germany, and Austria to treat thousands of patients in the last 15 years. The new therapy was initially recommended only as a solution of last resort. Nevertheless, it has brought about improvements in the majority of cases with lasting relief for several functional disorders. Early studies previously documented the effectiveness of Psychofonie. The open pilot study [1] on 128 cases reported a reduction in frequency and intensity in migraines and a reduction in the intake of pharmaceuticals after four weeks. Because of promising results, further investigations were recommended to evaluate the long-term effect of Psychofonie since the response from placebos only lasts for short periods. Thereafter, a Swiss hospital studied the efficacy of Psychofonie on migraines for one year in 46 cases.[2] They measured a pronounced effect after patients listened to the sound pattern three times each day for three months. Based on a professional survey, patients experienced even more relief after 6, 9, and 12 months of application, and they reduced the consumption of pain medications accordingly. Three migraine centers in Salzburg, Erlangen, and Berlin contributed to a third study that included a control group in a randomized double-blind setting published in 2002 in [3]. The study compared Psychofonies derived from individual electroencephalograms (EEGs) against placebo Psychofonies derived from averaged third-party EEGs without any individual content. Despite indistinguishable sound patterns, the effect was significantly better in the treatment group. Since this study was conducted during a 12-week treatment period only and since [2] there was evidence for much better results after one year, we carried out the present pilot survey that summarized the long-term experience of many patients. We sent out a simple one-page self-explanatory questionnaire[9] to a randomized address base of the Swiss clientele asking them to answer immediately, truthfully, and without medical professional assistance or bias that would prevent objective consideration. This is the weakness and strength of this study. Each patient filled in the questionnaire uninfluenced and only once. In this way, the reports documented patients who were at different points in the course of and aftermath of the treatment. Together a picture emerged of how the patients thought that Psychofonie affected various pain and suffering, after treatment periods of 1 to 144 months, although there is no means and no need to distinguish between self-healing and specific effects that may be too limited to explain a complex regulation therapy such as Psychofonie.

2   What is Psychofonie?

To produce the individualized Psychofonie Audio CD, a 17-minute-long, four-channel resting state EEG is recorded during a patient's pain-free period. Artifacts are visually removed in this one-time collected data in a central laboratory, and after a frequency-analytical procedure, it is transformed into a four-channel audio sequence. Based on the rhythm and frequency fluctuations of the brain waves (excluding the alpha waves), musical notes are computed and copied to audio CD in the form of a midi sound sequence. The patient listens to the CD for 12 minutes, 3 times a day, for several weeks. The rhythmic sounds serve as instrumental conditioning in an open neurofeedback loop involving an area in the midbrain that is interconnected with the central auditory pathway.[4] EEG rhythms are partially induced via thalamo-cortical loops from the vegetative and pain-modulating brain nuclei.[5] These waves are then FFT-filtered through the Psychofonie method and transformed into hard-to-remember and inharmonious sequences of sound and rhythm. Efficiency builds slowly but strongly as patients continue their therapy over several weeks.[6]

3   Motivation and Background

The collective experiences with Psychofonie ascertained by 24 Swiss clinics over the course of ten years were the motivation for this study. The Psychofonie method became increasingly known. Physicians who included Psychofonie in their therapy plans reported relatively high compliance in long-term use among patients who had Psychofonie CDs generated from their EEGs. A second EEG recording was needed only in rare cases in which the effect could not be refreshed using the original recording. Current research had previously focused only on short time spans. The goal of this study is to follow many patients, both those who have completed treatment and those that are currently undergoing the Psychofonie method at the time of this study. In this way, data involving patients that have experience with Psychofonie for as little as one month or as long as ten years can be collected and analyzed.

Psychofonie is a standardized method, as clinics and physicians in private practice were responsible only for the recording of the EEGs. All audio material was edited by a single laboratory in Switzerland using the same method each time.[7] Thus, the long-term data are readily comparable.

Psychofonie encompasses aspects of several known therapy models, such as music therapy, neurofeedback, and hypnosis.[8] This study is designed to elaborate on Psychofonie's effectiveness, as defined below. Patient self-report in various criteria of pain, complaints, and duration of relief provided data for in-depth analysis of Psychofonie.

The following questions were posed and tested:

a) Did the Psychofonie method result in a significant decrease in patient complaints over the course of the self-treatment?

b) Was the expectation of sustained, or even increased, improvement after the end of the treatment fulfilled?

c) How long were the Psychofonie treatments?

d) How did patient rankings in the various specific criteria described in section 4.2 change during the observation periods?

e) Were there any correlations between criteria?

f) Was the efficiency of the Psychofonie method significantly affected when paired with concurrent medicinal treatment? Did a considerable number of Psychofonie listeners succeed in reducing their medication dosage?

4 Method

All data in this study were obtained through the use of a voluntary and anonymous *questionnaire*.[9] It was sent by surface mail one time only and concurrently to a random sample of patients of Psychofonie treatment without any preferences.

4.1 Questions of Personal Nature

Information concerning year of birth, gender, start date of therapy (month and year), frequency of Psychofonie use, and end date of therapy were collected. Out of 163 respondents, three quarters were female. Most participants were Swiss German. Age distribution, among those reporting their age, ranged between 7 and 75 years, and is depicted in figure 1. The questionnaire requested personal motives and judgments from the participants where they could clarify important experiences or provide background information, but, in particular, this background information is beyond the scope of this study. Further inquiries or clarifications beyond the questionnaire results were not pursued.

4.2 Questions Regarding Effectiveness

Overall condition, physical health, mental condition, social contacts, and prescription medications were assessed at the beginning of therapy, the end of therapy (if applicable), and at the time of the questionnaire. These data were collected on a scale with 5 stages ranging from very bad to very good. Participant responses were independent of influence by medical personnel, assuring legitimate and reliable personal responses, since, in many cases, patient rankings took place after therapy was completed.

Desirable outcomes for which Psychofonie is typically indicated were identified for measurement in the study. These outcomes include pain reduction, diminished tinnitus, decreased prescription medication, and an improvement in sleep, relaxation, attentiveness, and work performance.

5 Results

5.1 The Evolution of Effectiveness Over Time

The general evolution of the effectiveness was computed as the sum of the differences in all criteria from section 4.2 before and after treatment (improvement score). Improvement scores and treatment duration were computed from the questionnaire data of 108 patients, though, in 40 cases, treatment dates were missing so only improvement scores were calculated in those cases. Improvement scores and treatment duration, divided into time sections, are depicted as box plots in figure 2. As seen in this figure, the typical patient began to see improvement after about four months of Psychofonie treatment. Thereafter, the effect continued, and even increased, in the group of long-term listeners (with 4 to 10 years of treatment). In the rare event that subjects did not experience desirable outcomes, a negative score was calculated. According to the Mann-Whitney Test (statistically significant for $p<0.05$), improvement between the groups from 1 to 3 and 4 to 122 months is with $p=0.002$ statistically highly significant.

In cases in which treatment had already ended at the time of this survey, the data not only included the period of treatment but also the period of time since Psychofonie therapy had ended. On average, the time span that had passed since therapy had ended was about 3 years (35 ± 30 months), and therapy duration had continued for about 2 years (24 ± 24 months). The hypothesis was that the long-term benefits of Psychofonie, after ending treatment, would not diminish. Figure 3 demonstrates that, in all four symptom criteria, there is lasting improvement even years after treatment has ended. According to the Wilcoxon Signed-Rank Test (statistically significant for $p<0.025$ with Bonferroni-Correction), improvements throughout the treatment and after the treatment are significant, except one bar # ($p=0.038$).

5.2 Patient Improvement

Using the improvement score data, patient improvement was analyzed (figure 4). Four out of 108 subjects (4%) experienced a minor worsening of symptoms during Psychofonie treatment. Seven patients (6%) experienced no change. Ninety-seven participants (90%) reported symptom improvement after the treatment, 55 (51%) of those with remarkable improvement scores of ten or more.

5.3 The Specific Effectiveness

Figure 5 provides an overview of the distribution of the seven desirable outcomes mentioned above. The number of participants who made statements concerning the improvement in each outcome criterion was counted.

Figure 6 illustrates, based on the sum of improvement scores in each criterion, the ranking of the effect that Psychofonie and spontaneous recovery had on the seven specific criteria. Of course, the two factors cannot be separated in this study.

5.3.1 Correlation Between the Use of Medication and Pain Reduction

The use of analgesics is a common but controversial practice in the treatment of headaches. Frequent use of pain killers against tension-type headache may lead to the development of medication-overuse headaches. But, in patients involved in the study, 46 could reduce the use of medicine to treat episodic headaches and migraines, and 34 were able to decrease reliance on medication intended for long-term use. Decreased reliance on medication was, by far, the most often mentioned reason for Psychofonie treatment. This was experienced by 48 patients.

As was to be expected, there was a strong correlation between medication reduction and pain relief, as depicted in figure 7. Each point corresponds to one of the 52 patients who stated that they had experienced improvements in the two criteria. Kendall's Tau is a rank correlation coefficient especially designed for ordinal data and hence appropriate in this situation. Kendall's Tau beta gives a correlation coefficient of 0.47, with $p=0.0001$ the paired effects are highly correlated.

5.3.2 Correlation Between Attentiveness and Work Performance

Fifty-five participants reported an improvement in both attentiveness and work performance. The strong correlation is depicted in figure 8. The two axes (terms) are nearly interchangeable. With Kendall's Tau beta = 0.61 with $p<0.0001$ this is a highly significant monotonous correspondence. Attentiveness and work performance are nearly interchangeable.

6 Discussion

6.1 Evolution of the Effectiveness

Long-term improvement is most vividly seen in the scatter plot in figure 9. This is a local polynomial ride regression plot according to Seifert B. in R package version 1.0-4, packaged for R by M. Maechler. Of the 108 participants, there was a significant increase in improvement of the group with only 1 to 3 months of Psychofonie therapy compared to the group with 4 to 122 months of treatment (figure 2). This finding corresponds with a previous study of Psychofonie [2] conducted at the public hospital in Glarus (Switzerland), in which a group of 46 migraine patients needed 3 months of treatment before experiencing significant improvement. In the following 9 months, the improvements continued to increase, which is untypical for placebo, and after one year, 56% of the patients showed an improvement of at least 50% of their migraine symptoms. Remarkably, most of the patients included in the Glarus study had suffered from migraines for years, despite the usual migraine therapies. Therefore the authors concluded that Psychofonie is effective in treating migraines. Data analysis provided in figure 2 shows not only the improvement over time, but also the fact that there is a clear benefit to all groups as a result of utilizing Psychofonie treatment, compared to participant status at the beginning of therapy (baseline). Only in a group with just 1 to 2 months of treatment was there no significant improvement in symptoms experienced. This result reflects comparable results obtained in a pilot survey, conducted in 1997, as seen in figure 10. In this survey, 135 similar questionnaires, representing data collected over a period of 18 months from an entirely different sample of patients, were analyzed. It is therefore recommended to undergo Psychofonie therapy for at least four months since *the maximum benefit isn't fully realized until four months after Psychofonie treatment begins*.

We did not use a well-investigated standardized questionnaire because none are simple enough for self-scoring at home without professional guidance. Further, a control group was beyond the scope of this long-term pilot survey, and it cannot be excluded that the treatment effects are simply due to time and not to procedure. The scope was to get a clear picture of how patients can indeed manage severe complaints with the voluntary use of this, and only this, aid—Psychofonie—without further professional assistance.

Figure 4 shows that *two thirds of the 108 patients who completed the questionnaire in full reported a pain reduction improvement score greater than or equal to 6 after treatment with Psychofonie.* The 40 participants that did not report on time spans, as shown in figure 2, saw less improvement than others. Questionnaire responses seem to suggest that possibly some of the respondents were not diligent enough about following recommended treatment guidelines. Figure 4 confirms the first inquiry into the matter in which Trzopek, et. al.,[1] found that 82% of 128 migraine patients experienced noticeable relief from illness after three months of treatment.

Trinka, et. al., showed in a placebo-controlled, randomized, blind study based on standardized questionnaires significant improvement in headaches and accompanying gastrointestinal complaints when using Psychofonie in the experimental group versus random sound patterns used by the control group of migraine patients. The same paper also includes a detailed description of the Psychofonie method of EEG-recording, frequency analysis, and the conversion into pitch and duration values of musical notes in chromatic scale. We avoid the repetition of those technical explanations because it is in [3].

As seen in figure 4, eleven people were inconsistent with Psychofonie therapy. Some of them didn't listen to Psychofonie long enough, while others continued to use high-dose prescription medication, especially for general pain relief, migraines, or sleep disturbances. It was difficult to discern Psychofonie's effectiveness when these factors were also involved.

6.2 Specific Aspects of Recovery

Through the use of Psychofonie, 119 patients noticed a very clear relaxation effect, often just days after beginning the treatment. Psychofonie worked very well in improving sleep disturbances and insomnia as well. Psychofonie therapy also resulted in the successful relief from pain when treating migraines and primary headaches, in which 112 patients showed improvements, half of whom experienced medium to complete relief of symptoms. Many of these patients were able to decrease their reliance on prescription pain medication. There was a significant correlation between the reduction in medication use and pain relief. Additionally, benefit was derived in the areas of attentiveness and work performance, the two criteria being virtually interchangeable. In the case of tinnitus, only a few patients reported a decrease in symptoms. However, ten patients experienced a total reversal of tinnitus.

6.3 Conclusion

Even more clearly than previous studies using shorter observation periods, this long-term study suggests that Psychofonie is a long-lasting and highly effective therapy for relaxation, relief from migraines and headaches, and for the regulation of associated vegetative disturbances. Remarkable patient compliance with Psychofonie ensures that they are likely to use their Psychofonie CD for years to come. Some medical professionals purport that Psychofonie is little more than a placebo. We present this study as a contribution to a deeper and more nuanced understanding and to stimulate further research. We let the results speak for themselves. Psychofonie can support the body's self-healing mechanisms. This is evidenced by the 33 patients that claimed that they felt like new people after having undergone Psychofonie therapy. Unlike the placebo, whose effectiveness quickly diminishes, Psychofonie has staying power. It is not a deception. It is what it claims to be: the careful musical transcription of each person's unique EEG.

Legends to Figures

Figure 1 Age distribution

Figure 2 Boxplot of the improvements, accumulated scores per patient versus grouped durations of self-treatment. Each box shows from bottom to top the 25% quartiles, the median(—), the arithmetic mean(♦), and the 75% quartiles. Above each box the number of patients is indicated, and underneath the time span covered is indicated. It shows significantly better improvement of group (✱) vs. the group of 1 to 3 months (p=0.002). The scores of those respondents who did not supply the duration of self-treatment (indicated by ?) were significantly lower (p=0.019) compared to those who did provide this information. The scores after treatment compared to those before treatment improved significantly in *all* groups.

Figure 3 The columns show the average improvement and standard deviation throughout the treatment and after the treatment (dark) overall as well as specifically physically, mentally, and socially. Throughout treatment and after the end of therapy, the improvements are significant (p<0.025 after Bonferroni-Correction), except that marked with (#) (p=0.038).

Figure 4 Breakdown of therapy successes and failures by groups above certain levels of improvement.

Figure 5 Boxplot like in figure 2. Improvement scores in the seven specific outcomes, with one outlier (□). In the upper border, the number of patients in the boxes underneath are listed.

Figure 6 Ranking of the seven specific dimensions of recovery based on the summed scores.

Figure 7 Pain relief against medication reduction showed a significant correlation. In this pair plot, a randomly generated jitter was added to the usually coincident points, because of which ordinal values are slightly separated, but visible.

Figure 8 Pair plot of the two ordinal variables: work performance against attentiveness.

Figure 9 Scatter plot depicting long-term improvements. The curve shows a local smoother of the type *lpridge* of the average benefit over the durations of self-treatment.[10] The average improvement increased constantly. The 108 points were slightly jittered so they don't coincide.

Figure 10 Fricker, B. Long-term improvement profile from a survey conducted in 1997. In this case, the evolution of effectivness was illustrated with a linear regression line (dashed line).

References

1 Trinka E, Unterreiner J, Trzopek HG. Ein auditorisches neurophysiologisches Interventionsverfahren bei Migräne – eine offene Anwendungsbeobachtung. Forsch Komplementärmed. 1998;5:110-113.

2 Meister M, Einsle R, Brunner J, Rhyner K. Psychofonie – eine neurophysiologische Klangtherapie bei Migräne. Praxis 1999;88:946-949.

3 Trinka E, Unterrainer J, Luthringshausen G, Ladurner G, Loew T, Trzopek HG. An Auditory Electrophysiological Intervention in Migraine: A Randomized Placebo Controlled Add On Trial. J Neurotherapy 2002;6(2):21-30.

4 Zeier H. Biofeedback. Physiologische Grundlagen - Anwendungen in der Psychotherapie. Hans Huber Bern 1997, 152 S. ISBN 3-4568-2918-3

5 Sarnthein J, Morel A, von Stein A, Jeanmonod D. Thalamic theta field potentials and EEG: high thalamocortical coherence in patients with neurogenic pain, epilepsy and movement disorders. Thalamus Relat Syst. 2003;2(3):231-238.

6 Fricker B. Changing autonomic moods by repeatedly listening to EEG-based auditive patterns. Society Proceedings Annual Meeting of the Swiss Society of Clinical Neurophysiology. In Clin Neurophysiol. 2004;115:e1–e4. Full text available from: http://www.psychofonie.ch/Events/Vegetative_Umstimmung.pdf

7 Fricker B, Tereh K. Psychofonie - Die heilkräftige Klangquelle in meinem Kopf. BOD 2002, 168 S. ISBN 3-0344-0094-2. Beschreibung auf S. 73 ff.

8 Fricker B. Psychofonie – Wesen, Wirkungsnachweis und Indikation der neuen zerebralen Audioregulationstherapie. Forsch Komplementärmed. 1999;6:60.

9 http://www.psychofonie.ch/Forschung/Fragebogen_Langzeitstudie.pdf

10 Seifert B, Gasser T. Data adaptive ridging in local polynomial regression. J Comput Graph Stat 2000;9(2):338-360.

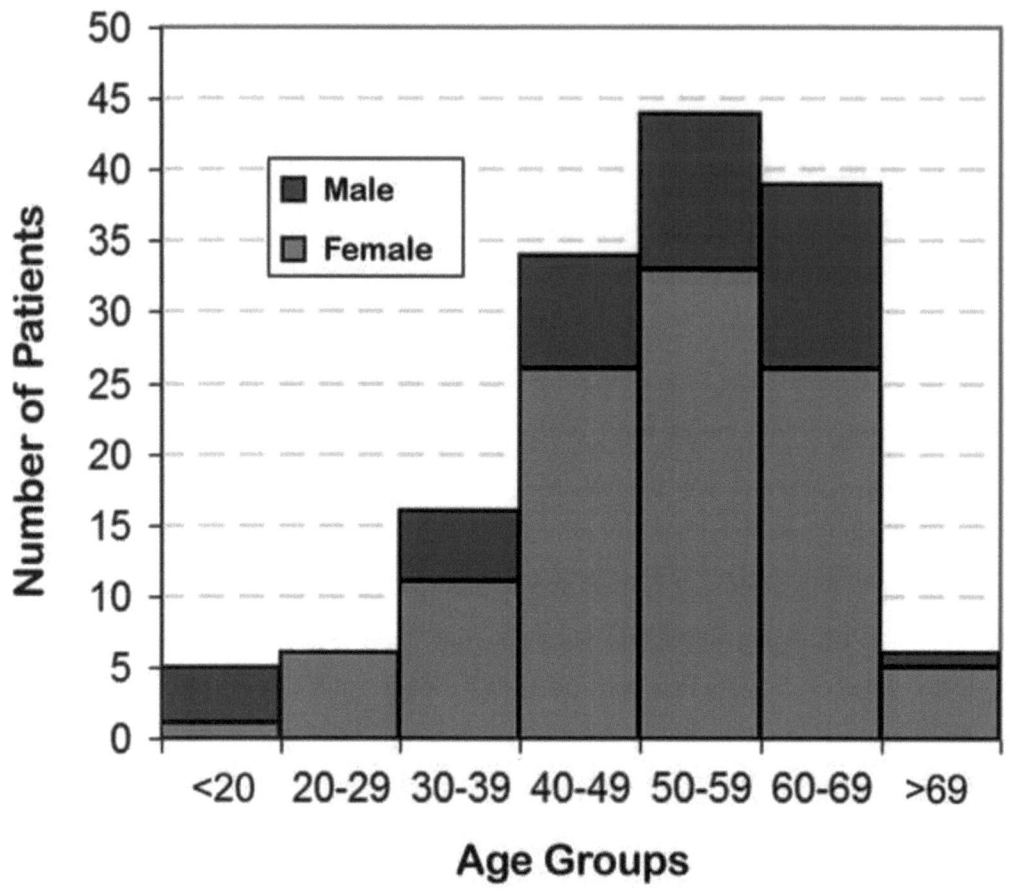

Figure 1

Age distribution

Number of Patients

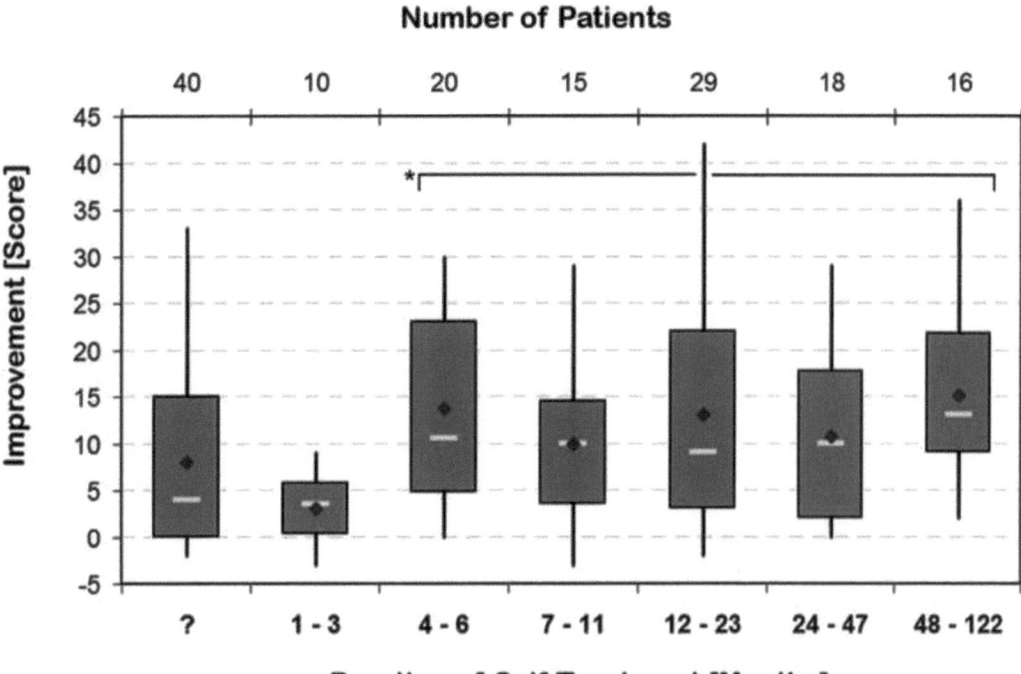

Figure 2

Boxplot of the improvements, accumulated scores per patient versus grouped durations of self-treatment. Each box shows from bottom to top the 25% quartiles, the median(–), the arithmetic mean(♦), and the 75% quartiles. Above each box the number of patients is indicated, and underneath the time span covered is indicated. It shows significantly better improvement of group (*) vs. the group of 1 to 3 months (p=0.002). The scores of those respondents who did not supply the duration of self-treatment (indicated by ?) were significantly lower (p=0.019) compared to those who did provide this information. The scores after treatment compared to those before treatment improved significantly in all groups.

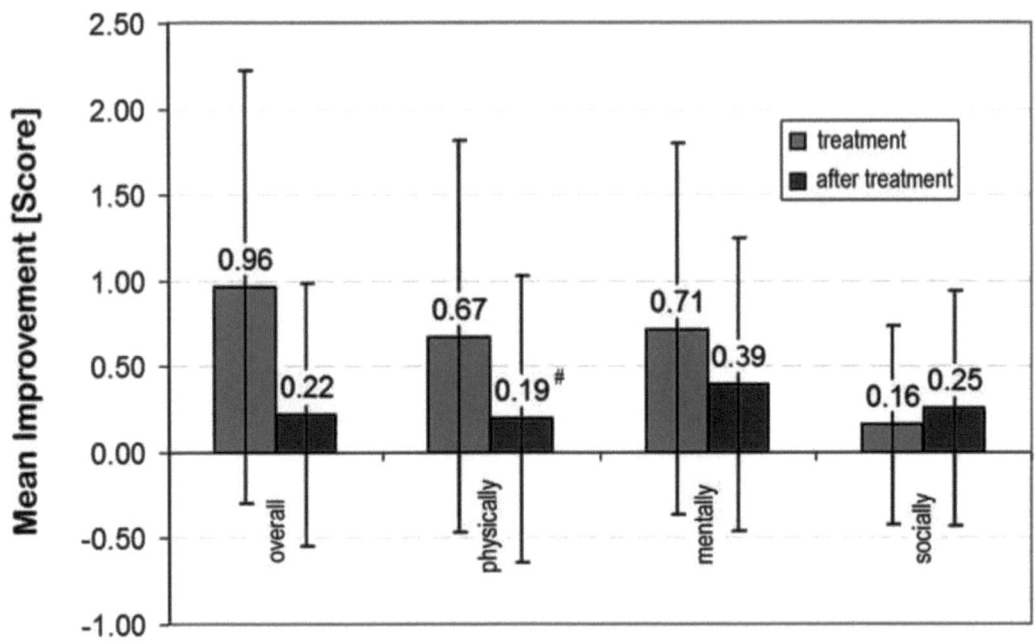

Figure 3

The columns show the average improvement and standard deviation throughout the treatment and after the treatment (dark) overall as well as specifically physically, mentally, and socially. Throughout treatment and after the end of therapy, the improvements are significant (p<0.025 after Bonferroni-Correction), except that marked with (#) (p=0.038).

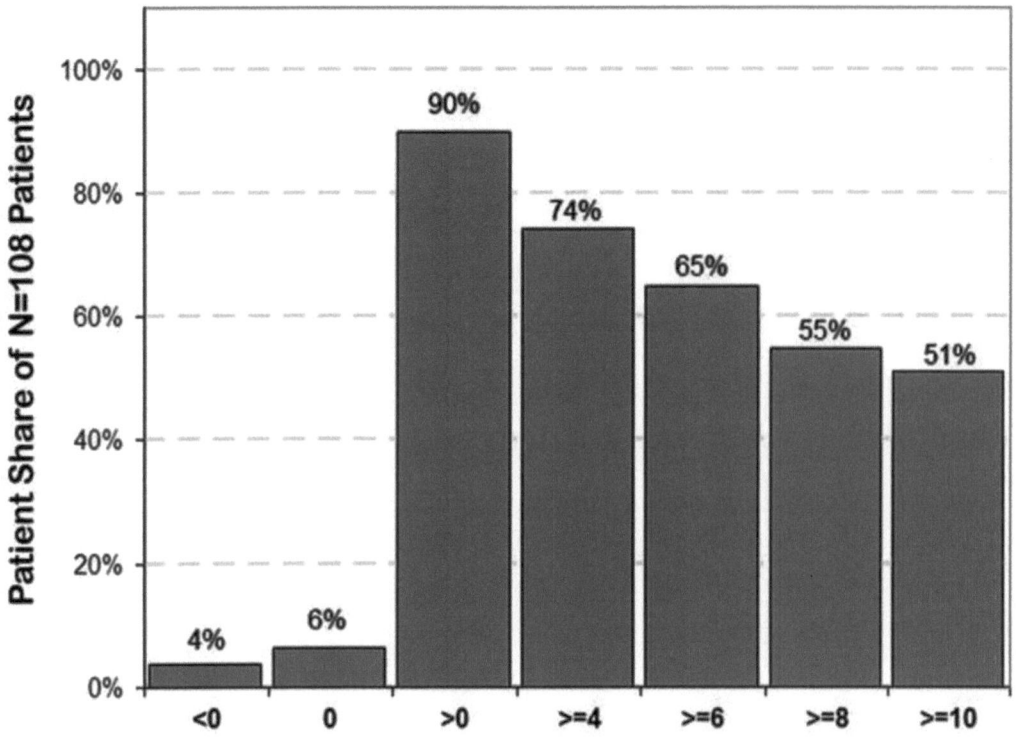

Figure 4

Breakdown of therapy successes and failures by groups above certain levels of improvement.

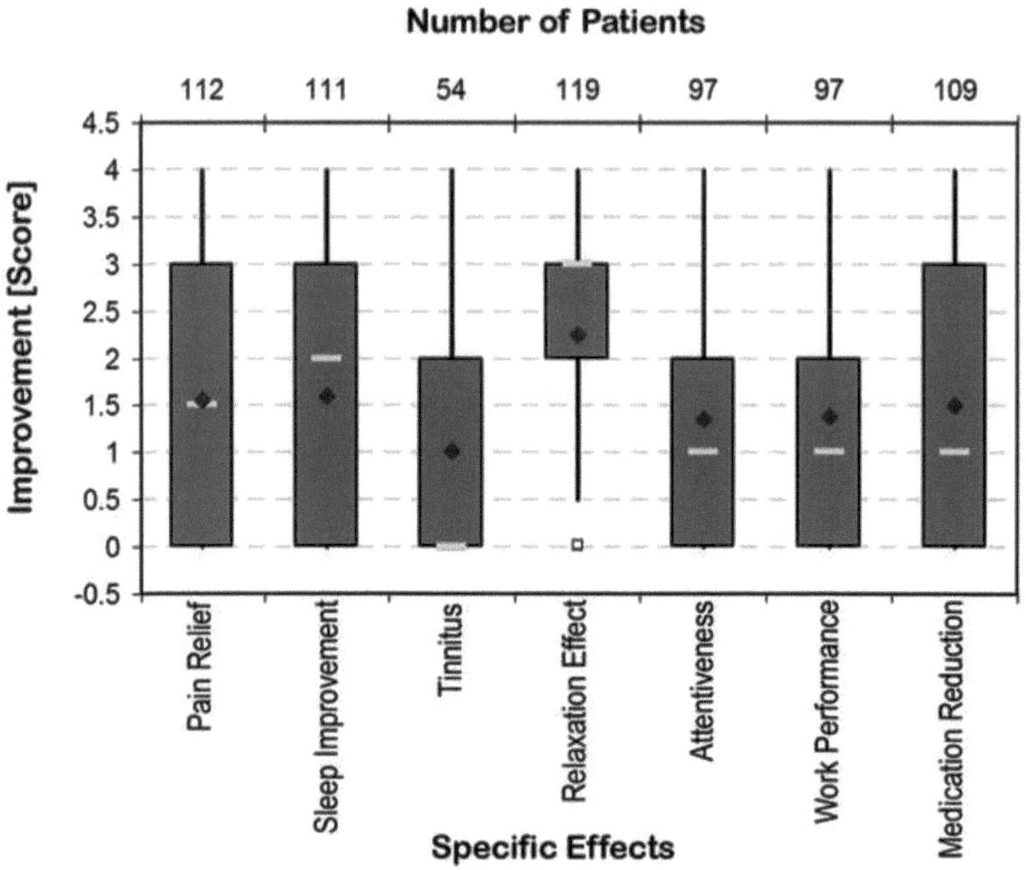

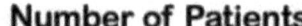

Number of Patients

Figure 5

Boxplot like in figure 2. Improvement scores in the seven specific outcomes, with one outlier (▫). In the upper border, the number of patients in the boxes underneath are listed.

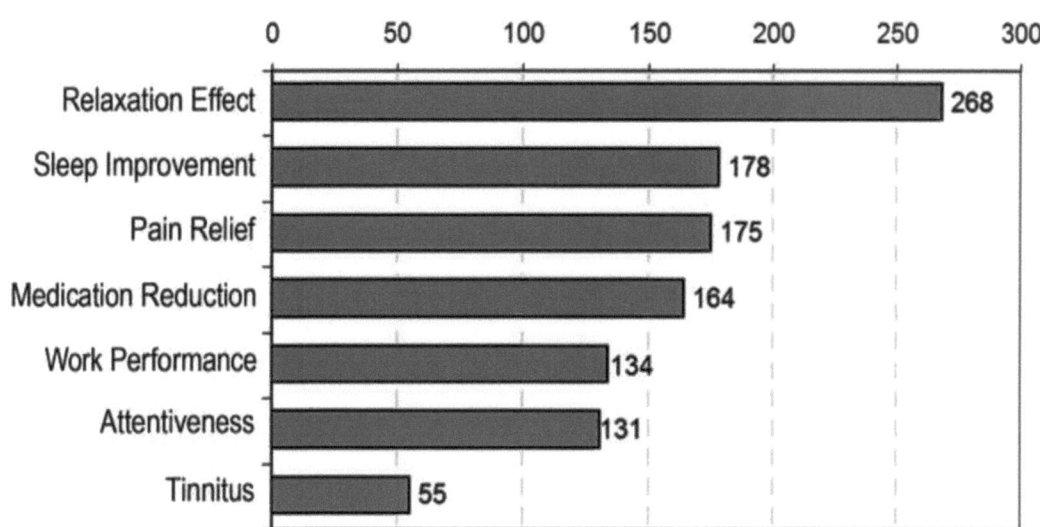

Figure 6

Ranking of the seven specific dimensions of recovery based on the summed scores.

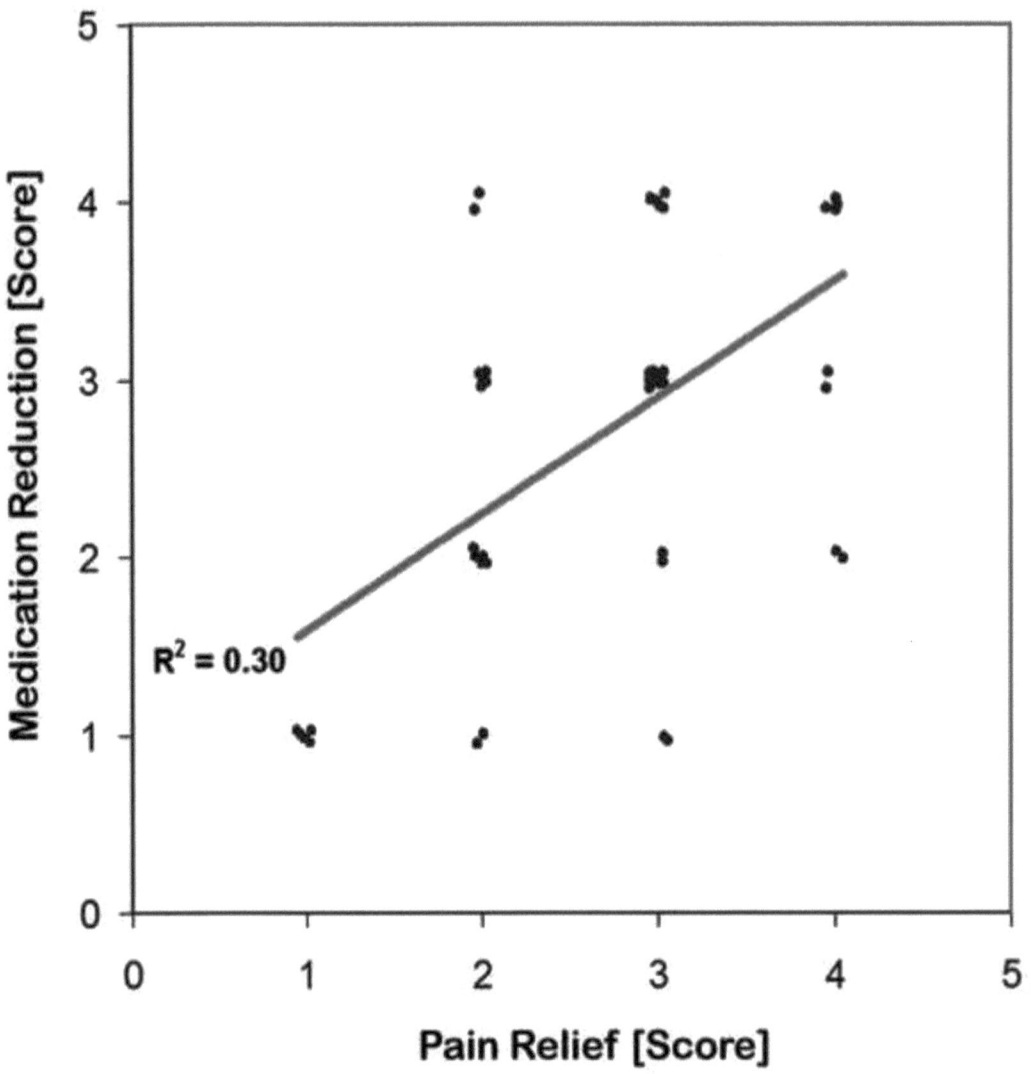

Figure 7

Pain relief against medication reduction showed a significant correlation. In this pair plot, a randomly generated jitter was added to the usually coincident points, because of which ordinal values are slightly separated, but visible.

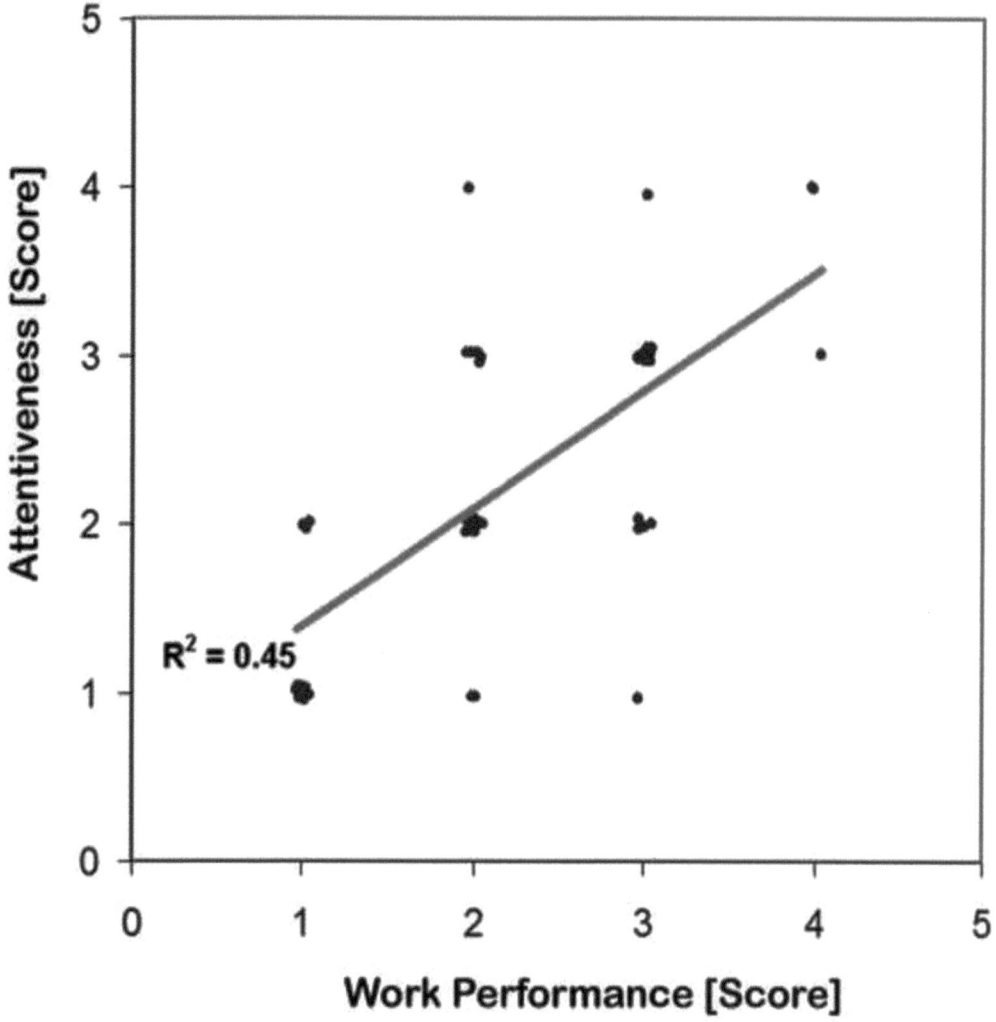

Figure 8

Pair plot of the two ordinal variables: work performance against attentiveness.

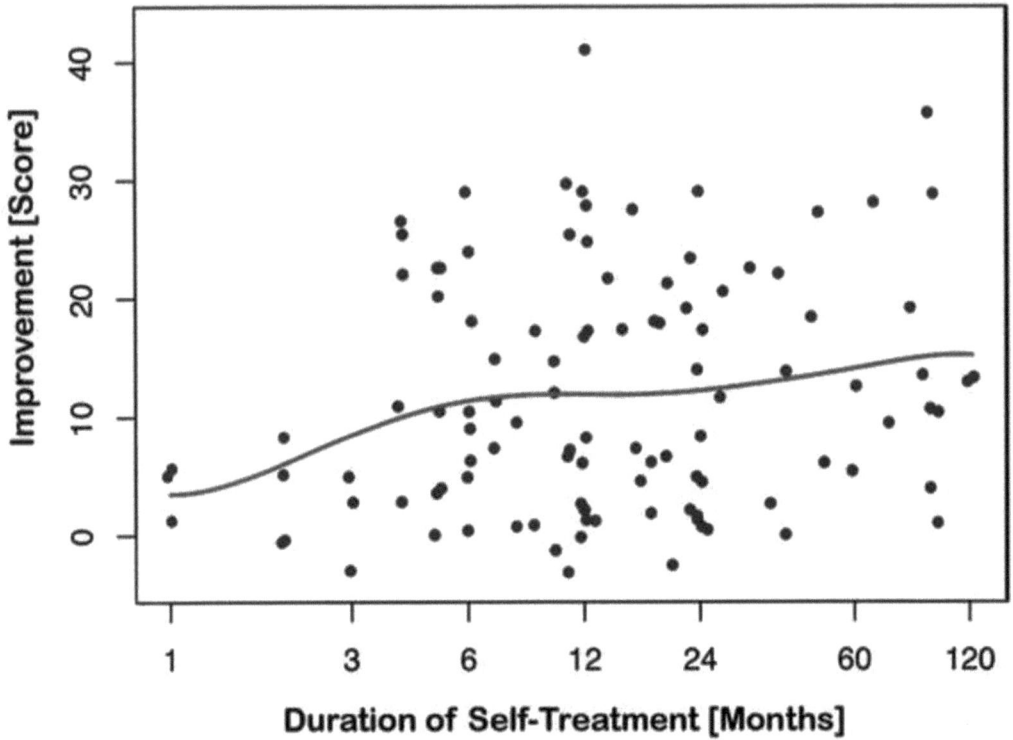

Figure 9

Scatter plot depicting long-term improvements. The curve shows a local smoother of the type *lpridge* of the average benefit over the durations of self-treatment. The average improvement increased constantly. The 108 points were slightly jittered so they don't coincide.

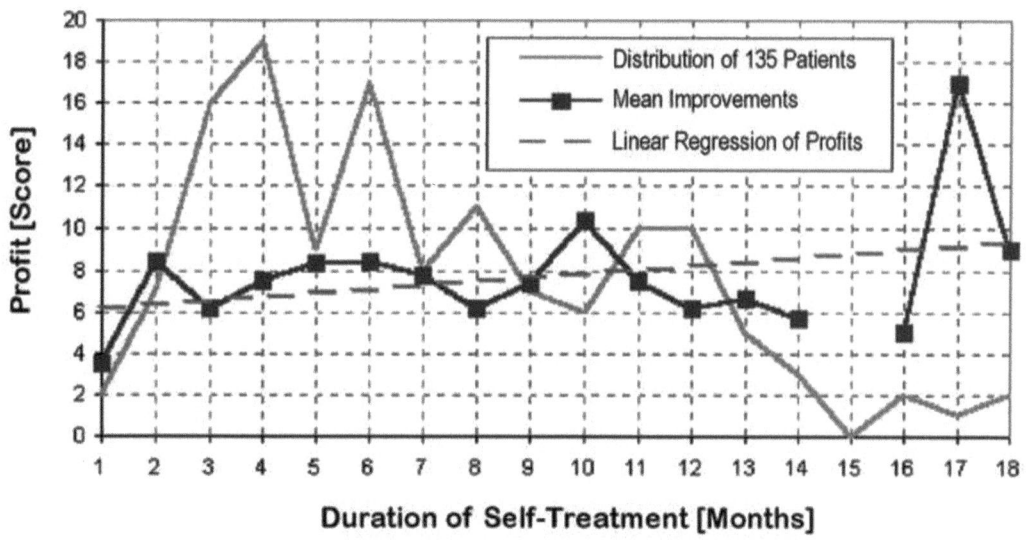

Figure 10

Fricker, B.: Long-term improvement profile from a survey conducted in 1997. In this case, the evolution of effectivness was illustrated with a linear regression line (dashed line).